新生児のからだをやさしく理解

Let's start!
NICU看護

編集

野村雅子　内田美恵子

埼玉医科大学総合医療センター
総合周産期母子医療センター

へるす出版

● 序にかえて ●

新生児病棟へようこそ！
はじめて新生児病棟で働くみなさんへ

新卒や異動で新生児病棟に配属された看護師が、「新生児って、そうなのか！」とわかってもらえるように本書を編集しました。

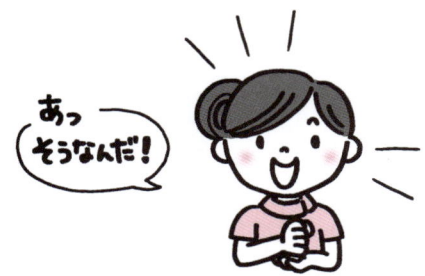

本書には、みなさんが仕事をしていて、「日常よく出合うこと」や「ちょっとわかりにくいけれど知識として知っていてほしいこと」を記載してあります。新生児病棟で仕事をしてみると、「呼吸をすること」「食べること」「体温を保つこと」のように成人では当たり前にできることが、新生児にとっては多くの助けが必要なことがわかると思います。

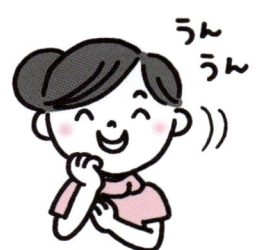

新生児が生活する環境において特有のことに加えて、これから親子関係を築いていくうえで大切な両親を含めたケアも知っておく必要があります。

Ⅶ章「ある日の新生児の一日のケア」では、本書で学んだことを参考に新生児のケアをシミュレーションしてみましょう。基本となるのは、学生時代に一生懸命勉強した看護過程の展開です。実際にみなさんが仕事をするときには、自分自身の施設の状況やマニュアルと併せて考えてみてください。

本書では今回、疾患の内容やケアの詳細な手順の記載はありませんが、新生児を理解して、日々のケアを考える一助となることを願っています。

2016年5月吉日
編者を代表して
野村　雅子

CONTENTS

Ⅰ章 なぜ、NICUに入院している新生児は特別にやさしいケアを必要とするのか？ ……… 7

Ⅱ章 新生児の身体とケア ……… 13
- Ⓐ 呼吸する ……… 14
- Ⓑ 循環を保つ ……… 19
- Ⓒ 体温を保つ ……… 27
- Ⓓ 哺乳する ……… 35
- Ⓔ 排泄する ……… 43
- Ⓕ ビリルビンを排泄する ……… 48
- Ⓖ 未熟な皮膚 ……… 55
- Ⓗ 活動する・眠る ……… 65
- Ⓘ ストレスに対応する ……… 71
- Ⓙ ちょっと難解だけど知っておきたい
  - ①新生児の水・電解質のバランス ……… 79
  - ②新生児の血液 ……… 85
  - ③新生児の代謝 ……… 88
  - ④新生児の免疫 ……… 92

Ⅲ章 新生児の反応をキャッチしてケアする ……… 97

Ⅳ章 新生児の生活環境 ……………………… 105
- Ⓐ 感染対策 ……………………… 106
- Ⓑ 事故対策 ……………………… 114

Ⅴ章 新生児を取り巻く家族 ……………………… 123
- Ⓐ 出生前の母親と父親の気持ちと援助 ……………………… 124
- Ⓑ 愛着形成の過程と親への援助 ……………………… 129
- Ⓒ ケアへの参加を促す ……………………… 134
- Ⓓ 子どもとの別れのとき ……………………… 139
- Ⓔ family-centered care（FCC）の動向 ……………………… 146

Ⅵ章 NICUで使われる医療機器 ……………………… 153

Ⅶ章 ある日の新生児の一日のケア ……………………… 161
- 日勤帯での新生児のケアを、症例をとおして考えてみよう！ ……………………… 162

【付録】新生児の成長（胎児期から出生まで）……………………… 169

索引 ……………………… 172

執筆者一覧

内田美恵子	(埼玉医科大学総合医療センター総合周産期母子医療センター)
菅島加奈子	(国立成育医療研究センター看護部)
松本千鶴	(東京女子医科大学病院看護部)
佐藤さくら	(埼玉医科大学総合医療センター総合周産期母子医療センター)
齊藤治代	(昭和大学横浜市北部病院看護部)
上床慶子	(大阪府立母子保健総合医療センター看護部)
関　正節	(高知医療センター総合周産期母子医療センター)
山本晃子	(高知医療センター総合周産期母子医療センター)
山﨑紀江	(長野県立こども病院看護部)
菅　仁美	(熊本市立熊本市民病院看護部)
田中裕子	(熊本市立熊本市民病院看護部)
鈴木京子	(埼玉医科大学総合医療センター総合周産期母子医療センター)
寺澤大祐	(岐阜県総合医療センター新生児内科)
中野玲二	(静岡県立こども病院新生児科)
國方徹也	(埼玉医科大学病院新生児科)
藤山　聡	(筑波大学大学院人間総合科学研究科小児内科)
齋藤　誠	(筑波大学大学院人間総合科学研究科小児内科)
岡本行江	(埼玉医科大学総合医療センター総合周産期母子医療センター)
池田知子	(埼玉医科大学総合医療センター感染制御室)
岡田絵里子	(国保旭中央病院看護局)
北澤理恵	(長野県立こども病院看護部)
井上朋美	(長野県立こども病院看護部)
原田雅子	(県立広島病院看護部)
清水　彩	(神戸大学大学院保健学研究科)
北本憲永	(聖隷浜松病院臨床工学室)
大澤真智子	(聖隷浜松病院臨床工学室)
中島智美	(埼玉医科大学総合医療センター総合周産期母子医療センター)
前田　忍	(埼玉医科大学総合医療センター総合周産期母子医療センター)
野村雅子	(埼玉医科大学総合医療センター総合周産期母子医療センター)

(執筆順)

I 章

なぜ、NICUに入院している新生児は特別にやさしいケアを必要とするのか？

新生児医療の変遷

疾患をもつ新生児を収容するNICU/GCUという施設は各地にあるが、新生児医療はつい40〜50年前、小児科と産科の"はざま"の、どっちつかずの曖昧な領域であった。1960年代ころから未熟児室が小児科または産科病棟に併設されるようになり、1970年代後半にはわが国でも人工呼吸器が新生児に使用されるようになった。医療としての形がようやく整いはじめ、1983（昭和58）年には診療報酬として新生児集中治療室加算が認められた。

その後、1996（平成8）年厚生省（当時）は「母子医療対策事業実施要綱」を交付し、各県に1カ所の総合周産期母子医療センターと数カ所の地域周産期センターを指定し、周産期の地域ネットワークを形成するよう通達を出した。2010（平成22）年には47都道府県に地域の周産期ネットワークが形成され、すべての都道府県に複数のNICU（neonatal intensive care unit；新生児集中治療室）が設置され、早産児や、なんらかの疾患をもつ新生児はここで治療を受けられるようになった。

ひとりの「人」として新生児を認めよう

新生児は、専門的な医療を受けることができるようになったが、成人のように自分の意思を言葉で伝えることができない。そのため、どうしても「人」として弱い立場であった。しかし1988（昭和63）年、「児童の権利に関する条約」[1]が国際連合で採択され、1990（平成2）年に発効された。わが国では少し遅れて、1994（平成6）年にこの条約を批准した。

ユニセフでは表Ⅰ-1に示すように、子どもの権利条約について4つの柱をあげている[2]が、併せて、この4つの柱を新生児に当てはめてみた。

「新生児の人権を認める」とは、どのようなことなのだろう

新生児医療に携わる者は、新生児の人権を擁護する必要性を十分に理解している。しかし、業務に追われた忙しい場面のケアでは、無意識に新生児をひとりの人として対応していないことがある。例えば、「無言」でおむつを替えて、「無言」で授乳するという行為である。仮に、成人が入院したときに、いきなり看護師が入室してきて、「手を出して」とだけ言い、有無を言わさず点滴針を刺そうとしたら、どうであろうか。個人の権利を大切にすることは、相手が理解できるようにきちんと説明すること、相手の言い分を十分に聞いて相手を理解すること、相手の立

表 I-1　子どもの権利（4つの柱）

4つの柱	ユニセフ*	新生児
生きる権利	子どもたちは健康に生まれ、安全な水や十分な栄養を得て、健やかに成長する権利をもっている。	流産の定義〔在胎22週未満を流産とする（日本産婦人科学会：1992年に準拠）〕に沿って、在胎22週0日以上で生きて生まれた新生児に対して、保温、十分な栄養、安全を確保される権利をもっている。
守られる権利	子どもたちは、あらゆる種類の差別や虐待、搾取から守られなければならない。 紛争下の子ども、障害をもつ子ども、少数民族の子どもなどは特別に守られる権利をもっている。	病気や染色体の異常、各種奇形症候群があっても、いわゆる五体満足で生まれた新生児と同じように、親またはそれに代わる大人から十分な愛情と責任をもって育てられる権利をもっている。
育つ権利	子どもたちは教育を受ける権利をもっている。また、休んだり遊んだりすること、さまざまな情報を得て自分の考えや信じることが守られることも、自分らしく成長するために非常に重要である。	育つ権利とは、成長・発達に見合った環境や養育、また家族と一緒に過ごす権利である。24時間面会の導入やNICU長期入院児への対策は、新生児の育つ権利を擁護している。
参加する権利	子どもたちは、自分に関係のある事柄について自由に意見を表したり、集まってグループをつくったり、活動することができる。そのときには、家族や地域社会の一員としてルールを守って行動する義務がある。	参加する権利は、新生児期の、特にNICUに入院している新生児には直接関係していないが、新生児の家族が自分の子どものケアに参加すること、地域の親の会に参加すること、自分と同じ立場の人たちとの交流を支援することに相当する。

（*日本ユニセフ協会：子どもの権利条約．より引用）

場に立って物事を進めていくことである。新生児に対しても同様である。無言でケアを行っている環境と、親が子どもに語りかけるように、「目が覚めたね」「おむつ交換するね」「あら、たくさんおしっこが出ているね。気持ち悪かったね。気づかなくてごめんね」「上手に飲めるようになったね。よかったね」などと会話をしながらケアを行う環境とでは、育つ権利、守られる権利だけではなく、生きる権利にもかかわってくる。

　成人領域において「意識のない患者でもきちんと声をかけてケアを行うように」と言われると、納得する医療者は多くいる。早産児のケア場面において、医師も看護師も緊張した顔つきで、時間に追われているなか、やさしく声をかけながら楽しそうにケアをしていると、「緊張感が足りない」と考える人もいる。しかし、子どもの命が危ない場面でも、「がんばって」とやさしく励ましの声をかけることは大切である。

　親にも同様のことがいえる。だまって、ただぼんやりと子どもを抱いている母親には、「どうかしましたか」と声をかけるとともに、よく観察する。母親が子どもと目を合わすこともせず、声をかける様子もない場合、看護師は母親に対して、以下のようにして、子どもに話しかけるとよい旨を伝える。子どもと目を合わせながら、「今日はどんなことがあったのかな」「今日はとてもいいお天気だったから、お母さんは、

ちょっと公園に寄り道をしてきたのよ。あなたにも早くきれいなお花を見せてあげたい」。また、声をかけることも重要なケアの一つであると伝えるのもよい。母親から「この子はもう聞こえているのですか」「目は見えるのですか」「私のことがわかるのですか」など、今まで口に出せないでいた思いがあふれ出てくれば、心配の必要はない。新生児のあるべき姿は親に愛されることにあり、医療者はその親を支援する役割を担っており、そのことは新生児を擁護するために重要である。

　このように親子関係・家族関係を重視するためにNICUを個室化するという考え方がある。Pinedaらの報告[3]は、同じ施設で、環境として個室とコンパートメント（仕切られた）病室を比較したものである。対象は、病院に入院している30週以下の早産児であった。結果は、個室のほうが静かな環境が保たれていた。しかし、"病院退院時の神経学的行動、生理学、脳構造"と"2歳時点の神経学的発達"を発達検査で比較した場合、特に言語スコアと運動スコアが個室では有意に低く、子どもに対する接触など刺激があまりにない完全個室では、感覚や認知・言語発達が遅れていた。そして、個室管理により早産児への接触や刺激がほとんどなくなると、成熟児へのそれらの状況と同様に、感覚や認知・言語発達が遅れるといった結果が出るのではないかと考察している。この結果からみると、個室化をすすめることが必ずしも好ましいとはかぎらない。

新生児に関する倫理的判断は難しい

　新生児領域では、倫理的問題というと生命倫理を考える人が多い。「500gで出生する子どもを救う意味」「遺伝的な病気をもつ家族が子どもを産む意味」「染色体異常の子どもを育てることを拒否する親への対応」など、命を助ける技術が向上したがゆえに複雑で答えを出せない問題がある。2000（平成12）年ころより、新生児病棟では重要な課題として取り上げられるようになった。ここでは、18トリソミーの例を考えてみる。ある病院では18トリソミーと診断された場合、「痛みをともなう医療はしません」と家族は説明を受け、点滴もせず、経管栄養のみが行われていた。別の病院では、「18トリソミーの新生児に食道閉鎖があればその手術を行います。心臓に奇形があれば可能な範囲で手術を行います」と家族は説明を受けていた。そのため、同じ日本人として生まれてきたにもかかわらず、医師の考え方によって、行う治療が異なることが問題となった。これは医療者と家族の問題だけではない。医師と医師の間、医師と看護師の間で、治療やケアに関するジレンマが生じていた。

2001（平成13）年に「重症障害新生児医療のガイドライン及びハイリスク新生児の診断システムに関する総合的研究」が成育医療研究委託事業として開始され、2004（平成16）年3月に「重篤な疾患を持つ新生児の医療をめぐる話し合いのガイドライン」[4]が発表された。

　どんなに家族と医療者の意見がくい違っていたとしても、どうしようもない状況について互いに異なった側面から話をしているなかで、互いに十分に相手の考えや思いを聞くことで、互いの意見が全く同じではないことに気づくようになる。その話し合いのなかで互いに少しずつ譲れるところを見つけ出すことが大切である。例えば"子どもに会いに来ることを強制しない"など、時間の経過とともに互いの気持ちを理解し合えることにより、障壁がなくなることもある。しかし、どうしても互いの気持ちが相容れない場合には決裂することもあるが、のちに家族に尋ねてみると、「結果的に医療者の意見には従わなかったが、子どもはもちろん、家族のことを真摯に話してくれたことは一生忘れない」と語ってくれた経験もある。

　生きていても手術を繰り返すことに対する負担は重く、対して、何もせずに死なせてしまえば後悔することになると考えると、どちらを選択してもつらい結果になることは多々ある。「この選択でよかったのでしょうか？」と家族に聞かれることがある。そのような場合、筆者は、「よい選択をしたと思います」と答えるようにしている。"考えて、考えて、考えた"末の判断であれば、その家族にとってのよい結果であったといえるのではないだろうか。

　親が、障がいをもった子どもと心豊かに暮らしているケースも多い。学問として倫理学を学ぶ必要はあるが、親の気持ちにかかわる仕事をしているなかでは、家族の真の思いを聞くことが重要となる。

　倫理的問題はケアを行うとき、常に考えなければならない。

　1980年代の終わりまで、新生児の写真を夜勤時間帯に撮ることがあった。例えば看護師が、自分の受け持ちの新生児の写真が欲しかったり、かわいい姿を写真に残しておきたかったからである。しかし、これを病院外の出来事としてとらえると、他人の子どもの写真を親の許可も得ずに撮ることは考えられない。夜間は面会がないという特殊な環境のために発生した事象だと考えられる。1990年代以降はこのような行為に対して、倫理的問題として考えるようになった。

　そのほかに新生児病棟の看護師が気になっていたことは、入院すると毎日のように行われる採血などの"痛みを感じるケア"に関してである。新生児病棟では当たり前のこのケアは倫理的配慮のもとに行われているかどうかである。

　わが国では2014（平成26）年、「NICUに入院している新生児の痛み

のケアガイドライン」が発表され、「痛みをともなうケアにおいては医学的側面だけでなく倫理的側面からも考える必要がある」と述べられている。具体的には「医師や看護師は熟慮したうえで検査・処置の回数を必要最低限に行う」「痛みを評価する学習をきちんと行う」などである。日本看護協会の倫理綱領にも「学習し続けるべきであること」が記述されており、NICUに入院している新生児の痛みのケアガイドラインも同様であり、「学習すること」は看護師にとって倫理的行動といえる。

おわりに

基本的には成人看護も新生児看護も、対象者に必要なケアを提供するという点で同じである。つまり、基本的な考え方は変わらない。対象の違いによりケアは異なるが、「ケアの本質とは何か」を念頭においていれば、よい看護を提供できると考えている。

これからNICUに携わる看護師が、新生児に苦手意識をもつことなく、必要なケアを考えて行動できるようになることを期待している。

■文献
1) 外務省：児童の権利に関する条約．http://www.mofa.go.jp/mofaj/gaiko/jido/
2) 日本ユニセフ協会：子どもの権利条約．http://www.unicef.or.jp/about_unicef/about_rig.html
3) Pineda RG, Neil J, Dierker D, et al：Alterations in brain structure and neurodevelopmental outcome in preterm infants hospitalized in different neonatal intensive care unit environments. J Pediatr 164 (1)：52-60. e2, 2014.
4) 田村正徳（主任研究者）：重篤な疾患を持つ新生児の医療をめぐる話し合いのガイドライン．厚生労働省・成育医療研究委託事業「重症障害新生児医療のガイドライン及びハイリスク新生児の診断システムに関する総合的研究」，2004．http://jsnhd.or.jp/info/guideline.html

（内田美恵子）

II章

新生児の身体とケア

- A 呼吸する …………………………………………… p.14
- B 循環を保つ ………………………………………… p.19
- C 体温を保つ ………………………………………… p.27
- D 哺乳する …………………………………………… p.35
- E 排泄する …………………………………………… p.43
- F ビリルビンを排出する …………………………… p.48
- G 未熟な皮膚 ………………………………………… p.55
- H 活動する・眠る …………………………………… p.65
- I ストレスに対応する ……………………………… p.71
- J ちょっと難解だけど知っておきたい
  - ①新生児の水・電解質のバランス ……………… p.79
  - ②新生児の血液 …………………………………… p.85
  - ③新生児の代謝 …………………………………… p.88
  - ④新生児の免疫 …………………………………… p.92

A 呼吸する

看護ケアの目標

☐ 最小限のエネルギー消費で安定した呼吸状態を維持する。

新生児の特徴

☐ 胎盤呼吸から肺呼吸へ変化する。
☐ 呼吸調節機能が未熟である。
☐ 肺のガス交換面積が小さい。
☐ 胸郭が柔らかで呼吸筋の力が弱く、横隔膜優位の呼吸である（腹式呼吸）。

呼吸を助けるケアのために必要な知識

1 胎盤呼吸から肺呼吸への変化

- 胎児の肺胞は肺水で満たされている（図Ⅱ-A-1）[1]。
- 肺水は胎児の尿とともに羊水を形成する。
- 胎児期の肺動脈は収縮しているため肺血管抵抗はきわめて高い状態であり、心拍出量の約10％の血液しか肺に流れていない。出生と同時に肺動脈が拡張し、肺血管抵抗が低下してくる。
- 生後の肺呼吸確立のために、肺水はすみやかに吸収または排泄される必要がある。

2 呼吸調節機能が未熟

- 呼吸調節中枢は延髄に存在する[2]。
- 新生児においても、二酸化炭素濃度が高いとき、酸素濃度が低いとき、アシドーシスのときは、呼吸を刺激する化学受容器（中枢性化学受容体と末梢性化学受容体）とその反射機能（ヘーリング・ブロイエル反射）は確立されている[3]。
- 低出生体重児は、呼吸中枢が未熟であるため、無呼吸発作がしばしばみられる（低出生体重児は、中枢性化学受容体の二酸化炭素上昇への反応が弱く、末梢性化学受容体の低酸素への反応が未発達である）[2)3)]。

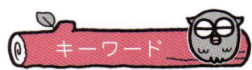

キーワード

無呼吸発作：20秒以上の呼吸停止、または20秒以下の呼吸停止でも徐脈（100回/分未満）またはチアノーゼをともなう状態をいう。無呼吸発作には中枢性無呼吸と閉塞性無呼吸があり、臨床的には両者が混在した混合性無呼吸も多くみられる[4]。

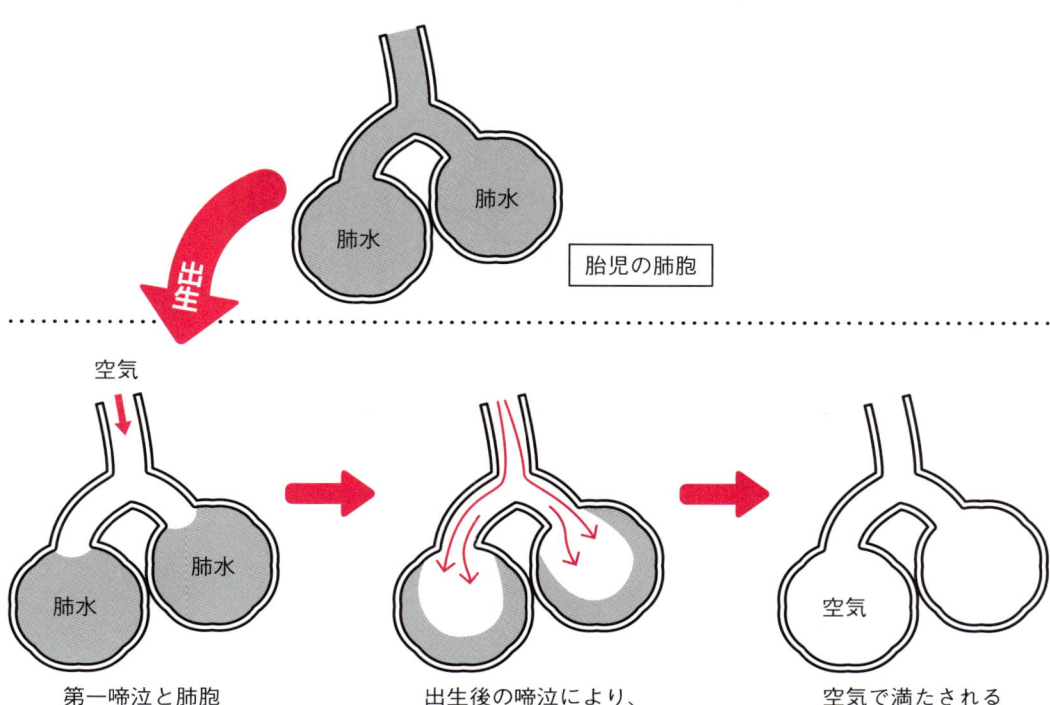

図 Ⅱ-A-1　出生による肺胞の変化

(細野茂春・監：日本版救急蘇生ガイドライン2015に基づく新生児蘇生法テキスト．第3版，メジカルビュー社，東京，2015．p40．より改変)

3 肺のガス交換面積が小さい

- 新生児の体重は成人の約1/20、体表面積は約1/10である。そして、肺の面積は成人の約1/20である[5]。
- 肺の換気能力は肺の表面積に比例する[5]。
- 新生児は体重あたりの酸素要求量が成人の2倍であり、体重あたり成人の2倍の換気が必要になる[5]。これは、成人が片方の肺のみで呼吸しているのと同じ状態であり、代謝が亢進したり、呼吸に問題が生じると容易に呼吸不全に陥る。

4 呼吸筋の未熟性、横隔膜優位の呼吸（腹式呼吸）

- 新生児の呼吸は横隔膜優位の腹式呼吸が主である[3]。
- 横隔膜優位の呼吸をしている新生児は、腸管拡張や哺乳後の腹部膨満により横隔膜が圧迫されると、容易に呼吸障害を起こす。
- 呼吸筋や呼吸補助筋が弱いため疲弊しやすい[3]。
- 肺胞が虚脱した場合、胸腔内を陰圧にして肺胞を広げようとする。その際、吸気時に柔らかい胸郭が内側に吸い込まれて肋骨下や肋間が陥没する（陥没呼吸）。

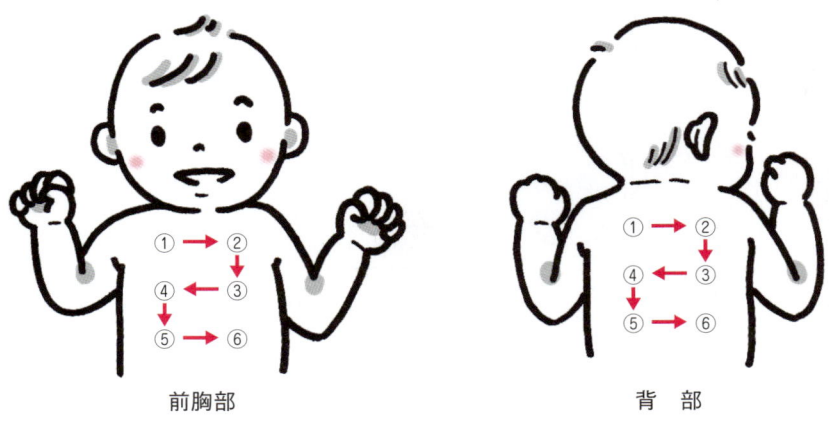

前胸部　　　　　　　　背部

図 II-A-2　呼吸音の聴診（部位と順番）

(横尾京子：新生児ベーシックケア；家族中心のケア理念をもとに. 医学書院, 東京, 2011, p32. より改変)

表 II-A-1　副雑音の分類

音の性質①	音の性質②	いつ聴こえるか	呼吸音	原因・病態
連続性	高調性	吸気	吸気性喘鳴	上気道の狭窄
	高調性	呼気	呼気性喘鳴	下気道の狭窄、喘息
	低調性	吸気〜呼気	いびき音	上気道の分泌物・狭窄
断続性	細かい音	吸気の終わり	捻髪音	間質性肺炎、COPD[*1] など
	粗い音	吸気の初め	水泡音	気道内に水分が増加した状態 TTN[*2]、肺炎、気道内分泌物など

*1　COPD：chronic obstructive pulmonary disease（慢性閉塞性肺疾患）
*2　TTN：transient tachypnea of the newborn（新生児一過性多呼吸）

(新井隆広：胸部, 呼吸器系の診察. Neonatal Care 25 (5)：460-465, 2012. より改変)

呼吸を助けるケア

1 呼吸状態をアセスメントする

- 視診：呼吸数（60回/分以上は多呼吸）、呼吸リズム、胸郭の動きの左右差、努力呼吸（陥没呼吸、呻吟、鼻翼呼吸、肩呼吸）、チアノーゼ（網状、全身、四肢）、腹部膨満。
- 聴診（図 II-A-2）[6]：呼吸音の左右差、副雑音（表 II-A-1）[7]。
- 触診：分泌物による胸壁の振動、腹部膨満、腹部緊満、冷感（全身、末梢）、熱感。

表 II-A-2　呼吸状態の変動の例

モニター値	観察項目	考えられる原因
呼吸数上昇	呻吟、努力呼吸、胸部X線所見、気道分泌物の状態、腹部症状（消化状態、腹部膨満など）	呼吸器疾患（TTN[*1]、RDS[*2]、エアリーク[*3]、MAS[*4]など）、感染など 腹部膨満による横隔膜挙上 高体温
呼吸数低下	無呼吸の有無、体温、気道分泌物の状態	無呼吸発作、感染、低血糖、低体温

*1 TTN（transient tachypnea of the newborn；新生児一過性多呼吸）：肺水の吸収や排泄が遅れることによって多呼吸や陥没呼吸などの努力呼吸がみられる。
*2 RDS（respiratory distress syndrome；新生児呼吸窮迫症候群）：肺サーファクタントが十分につくられていないために肺胞がうまく膨らまず、多呼吸や呻吟、陥没呼吸などの努力呼吸がみられる。肺サーファクタントの産生は在胎34週ころまでに完成するため、それよりも早く生まれた早産児にみられる呼吸障害である。
*3 エアリーク（空気漏出症候群）：啼泣や人工呼吸などにより肺に高い圧がかかり、肺胞や気道が破れ胸腔内に空気が漏れている状態である。多呼吸や陥没呼吸などの努力呼吸や、チアノーゼがみられる。
*4 MAS（meconium aspiration syndrome；胎便吸引症候群）：胎児にストレスがかかると腸が動きはじめ、本来ならば、生まれてから排泄される胎便が羊水中に排泄されてしまう。胎児は低酸素状態になり、濁った羊水の中であえぐため、胎便が肺内に吸引されてしまった状態である。

- その他：経皮的動脈血酸素飽和度（SpO_2）、心拍数、体温、覚醒度、活気、機嫌、筋緊張、尿量、浮腫、体重の変動、気道分泌物の性状や量、何となくおかしい（not doing well）。
- 検査データ：血液検査、胸部X線など。

2 モニターを確実に装着して、状態の変動に早期に対応する

- 心電図（心拍数、呼吸数）、呼吸パターン、SpO_2、経皮二酸化炭素分圧（$TcPCO_2$）。
- 新生児は呼吸状態が急激に変化しやすいため、小さな変化に気づき対応する必要がある（表 II-A-2）。

3 酸素消費量を最小限にする

- 体温の変動は酸素消費量を増加させるため、至適温度環境（p27参照）を保ち、体温の変動を最小限にする。
- 啼泣や体動は酸素消費量を増加させるため、抱っこ、あるいはポジショニングやファシリテイティッド・タッキング（p100参照）などにより安静が保てるようにする。

4 ケアの実際

体位変換、ポジショニング

- ポジショニングは安静保持や良肢位保持だけでなく、呼吸器合併症予防のためにも重要である。また、定期的な体位変換により体位ドレナージを行い、それぞれの新生児に合ったポジショニングを行うことで安

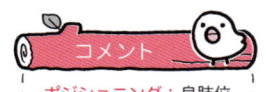

コメント

ポジショニング：良肢位が保持できる体位でも、子どもが落ち着かない場合は、子どものサインを読みとり、子どもが好む安定化する体位に調整し直す。

静が保たれ、酸素化の改善（SpO_2の上昇）など呼吸状態の安定化をはかることができる。

腹部の減圧
- 空気により腹部膨満が生じている場合は、横隔膜が挙上して呼吸状態を悪化させる可能性がある。その場合は、胃内や腸管の減圧をはかる。具体的には、胃管を挿入して空気が外に出るようにしたり、腸管に空気がたまっている場合は、ネラトンカテーテルなどを挿入して排ガスを促す。

■文献
1) 細野茂春・監：日本版救急蘇生ガイドライン2015に基づく新生児蘇生法テキスト．第3版，メジカルビュー社，東京，2015, p40.
2) 髙杉瑞恵：無呼吸発作. Neonatal Care 27（4）：342-349, 2014.
3) 仁志田博司：呼吸器系の基礎と臨床．新生児学入門，第4版，医学書院，東京，2012, pp229-280.
4) 楠田聡：早産児の無呼吸発作．パワーアップ版イラストで学ぶ新生児呼吸管理，第2版，メディカ出版，大阪，2008, p87.
5) 楠田聡：呼吸面積が少ない．パワーアップ版イラストで学ぶ新生児呼吸管理，第2版，メディカ出版，大阪，2008, p15.
6) 横尾京子：新生児ベーシックケア；家族中心のケア理念をもとに．医学書院，東京，2011, p32.
7) 新井隆広：胸部，呼吸器系の診察. Neonatal Care 25（5）：460-465, 2012.

（菅島加奈子）

B 循環を保つ

看護ケアの目標
□循環動態の安定をはかる。

新生児の特徴
□細胞内液量が少なく、細胞外液量、総水分量が多い。
□体内水分量が多く、不感蒸泄量も多い。
□生理的な体重減少がある。
□出生後、胎児循環から新生児循環へ変化する。
□心筋の予備能が小さい。
□在胎週数により、循環血液量、血圧、不感蒸泄量が異なる。

循環を保つケアのために必要な知識

1 細胞内液が少なく、細胞外液が多い
- 細胞外液の7～8割が間質液である。
- 間質液は、尿や不感蒸泄として排泄される。

2 体内の水分量が多く、不感蒸泄も多い
- 不感蒸泄は、在胎週数、出生体重、日齢、環境温度・湿度などに大きく影響され、水分バランスに関与する（p81「表Ⅱ-J①-2」参照）。

3 生理的な体重減少がある
- 胎児期に蓄えた過剰な細胞外液は、出生後に不感蒸泄や尿として排泄されるため体重が減少する。
- 生理的体重減少は5～10％の範囲だが、未熟性が強いほど排泄される細胞外液も多いため、不感蒸泄量も多く、体重減少は大きくなる。

4 胎児循環と新生児循環
胎児循環
　卵円孔と動脈管・静脈管を介する短絡により、血液は両心室から全身に拍出される。

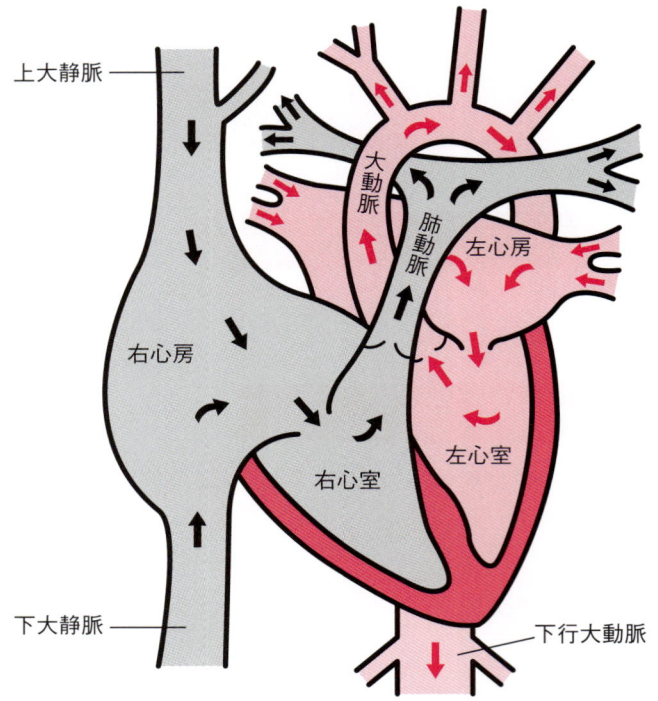

図 Ⅱ-B-1 正常な心臓（血流）

新生児循環
　出生と同時に、肺動脈が開く→卵円孔が閉じる→動脈管が閉じる→静脈管が閉じる→臍帯動脈が閉じる→胎盤循環がなくなる。そのため、肺循環と体循環が分離され、右心室→肺→左心房→左心室→全身→右心房→右心室、という循環になる。

5 心筋の予備能力が小さい
心機能
- 心筋の拡張能力・収縮能力ともに限られており、予備能力が少ない。
- 心拍出量を増やす能力が低いため、心拍数を増加させて心拍出量を増やす。
- 出生後1週間くらいは、肺血管抵抗が高い。

6 循環血漿量
- 循環血液量は80〜85mL/kgであり、体重増加とともに増加する。

7 血圧の変化
- 新生児の血圧の基準値は、在胎週数、出生体重、日齢などにより変化する（表Ⅱ-B-1）[1]。

> **ポイント**
> 新生児循環：新生児循環（血液の流れ）を理解し、胎児循環で存在した「動脈管」の位置を確認しておく（図Ⅱ-B-1）。

> **ポイント**
> 血圧の変化：収縮期血圧、拡張期血圧の値だけではなく、「平均血圧」の変化をみる。

表 Ⅱ-B-1　低出生体重児・正期産児における血圧の基準値

日齢	600～1,000g		1,000～1,250g		1,250～1,500g		1,500～1,750g		正期産児
	収縮期	拡張期	収縮期	拡張期	収縮期	拡張期	収縮期	拡張期	収縮期
1	38	23	44	22.5	48	27	47	26	74
3	45	30	48	36.5	59	40	51	35	
7	50	30	57	42.5	68	40	66	41	
14	50	37	53	—	64	36	76	42	
28	60	46	57	—	69	44	73	50	

(河井昌彦：循環器系に障害がある児を看護する．NICUナースのための必修知識，改訂3版，金芳堂，京都，2011，p102．より改変)

- 低出生体重児の場合、「至適血圧＝平均血圧が在胎週数以上」といわれる。
- 血圧の変動には、レニン、アルドステロンなどのホルモンも重要な役割をしている (p82「図Ⅱ-J①-2」参照)。

8 尿量の変化

- 水分バランスを考えるうえで重要かつ簡便な指標の一つである。
- 心機能、血圧、腎機能、水分投与量、不感蒸泄、血管透過性の影響を受ける。
- 生後24時間は、分娩時のストレスなどによって分泌される抗利尿ホルモンの作用や腎機能の適応が十分でないため、尿量が少ない乏尿期となる。
- 生後24～72時間ころには腎の適応が進み、尿量が増加する。
- 生後72時間～4・5日以後は腎機能やホルモン環境がほぼ一定になる。
- 一般的な目安としては、おおむね2mL/kg/時以上とされているが、水分投与量、不感蒸泄を考慮する必要がある。

9 水分必要量

- 成長に必要な水分量は、120～150mL/kg/日である。しかし、出生後の乏尿期はそれほど多くの水分量を必要とせず、十分な加湿下では、出生当日は50～60mL/kg、翌日から体重の増減を参考に10mL/kg/日程度ずつ増やしていく。
- 尿量が増加する生後24～72時間ころの利尿期には、尿量に見合った水分投与が必要となる。
- 出生後数日間は、生理的な体重減少を生じる程度に、徐々に投与水分量を増やしていく (表Ⅱ-B-2)[2]。

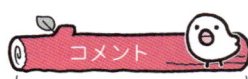

コメント

投与水分量を左右する因子：在胎週数、出生体重、日齢、保育環境などがあげられる。これらの因子により、不感蒸泄による水分の喪失量が左右されるため、必要な水分量を一口でいうことは難しい。

表 Ⅱ-B-2　日齢による投与水分量の変化

体重	日齢					
	0	1	2	3	4	5〜
<1,000g	60	60	70	80	90	100
<1,500g	60	70	80	90	100	100
>1,500g	70	80	90	100	100	100

(河井昌彦：輸液・投薬の管理をする．NICUナースのための必修知識，改訂3版，金芳堂，京都，2011，p50．より引用)

表 Ⅱ-B-3　投与水分量を多めに設定する場合

治療内容、病状	理由
光線療法中	・光線照射により不感蒸泄が増加する ・ビリルビン排泄のために尿量を維持する
脱水 高ナトリウム血症	・利尿期には投与水分量を多めにする ・濃いナトリウムを希釈して尿中へ排泄を促す
多血症	・赤血球が多く血液の粘度が高まっているため、血液を希釈する
子宮内発育遅延	・子宮内で発育が悪かった場合、身体に十分な水分が蓄積されていない

- 治療内容や病状により、投与水分量が多めに設定される場合がある(表Ⅱ-B-3)。

循環を保つためのケア

❶過剰な不感蒸泄を予防する

　保育器を準備する際には、閉鎖型保育器・開放型保育器の利点・欠点を理解して選択する。選択は施設の基準に従う。

環境温度・湿度の調整(表Ⅱ-B-4)[3]

◉閉鎖式保育器の場合

　①新生児の在胎または修正週数、体重、日齢などを考慮したうえで保育器温度と湿度を設定し、定期的に体温をモニタリングする。体温変動がある場合は、保育器温度設定を0.2〜0.5℃の間で調節する。
　②皮膚の未熟性による不感蒸泄量を考慮し、十分な加湿を行う。

◉開放式保育器の場合

　①新生児の在胎または修正週数、体重、日齢を考慮してヒーター出力を設定し、定期的に体温をモニタリングする。体温変動がある場合は、ヒーター出力を調節する。

| 表 II-B-4 | 湿度設定のためのガイドライン | （Seguin & Hayes, 1997） |

在胎26週以下	在胎26～30週
少なくとも生後4週までは湿度80%が必要*。高ナトリウム血症に対処するためには、それ以上の湿度が必要となることもある。 （Agrenら，1997；Mitchell, 2005）	少なくとも生後2週間までは湿度80%が必要*。
新生児の皮膚の角質は、上記の期間を過ぎれば完全に形成される。そのため、腋窩温が基準範囲で維持できるようになれば、徐々に湿度を下げてよい。 （Chiou & Blume-Peytavi, 2004）	
加湿を中止したときの湿度である20～30%に達するまで、新生児の体温に合わせ徐々に下げていく（70%→60%→50%）。	

*高加湿環境下では細菌や真菌が繁殖しやすいため、感染予防が重要になる。

〔Boxwell G（沢田健，エクランド源雅子・監訳）：新生児集中ケアハンドブック，医学書院，東京，2013，p113，p196，pp266-274. より改変〕

　②低出生体重児の場合は、不感蒸泄量の増加を念頭におき、より注意深い管理が必要となる。

● 光線療法中
- 不感蒸泄量が増加するため、新生児に脱水症状がみられないか、皮膚の乾燥、大泉門の陥没、心拍数上昇、血圧低下、尿量減少、体重減少、血清ナトリウム値の上昇などを継続的に観察する。

安　静
　過度な運動量は不感蒸泄量を増加させるため、安静が保てるようにポジショニングを行う。また必要時、ファシリテイティッド・タッキング（p100参照）やおしゃぶりなどを用いて新生児の安静が保てるよう援助する。

2 循環動態の変動をとらえる
　バイタルサインの測定は、新生児の健康状態を把握し、異常の早期発見・早期対応をするうえで重要となる。ここでは、水分管理に関連したバイタルサインの変調について述べる。

呼吸状態・全身状態の観察
- 新生児は、循環動態が変化する徴候として、さまざまな症状が出現する。
- 水分投与が過剰となった場合、多呼吸、呻吟、気道分泌物の増加などの呼吸障害をともなうことが多い。
- 哺乳力低下、発汗、冷汗、四肢末梢冷感、元気がないなどの症状は心負荷の徴候である。

心拍数の測定
- 基準値は120〜160回/分である。
- 水分投与が過剰となった場合、心駆出量を増やす能力が低いため心拍数が増加する。

血圧測定
- 基準値は正期産児で収縮期血圧がおよそ60〜80mmHgである。
- 投与水分量が過剰な場合、血圧は上昇する。
- 投与水分量が不足した場合、血圧は低下する。

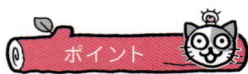

血圧測定：血圧測定は動脈管依存性の心疾患を鑑別するうえで重要である。新生児の状態が"おかしい"と思ったときには、右上肢と下肢の血圧を測定し、明らかに差がある場合は医師に報告する。

水分バランス（水分投与量と排泄量）
- 水分投与量は、授乳量・輸液量である。
- 排泄量には、尿・便・胃液・不感蒸泄などが含まれる。
- 尿量は腎臓の灌流の指標でもあるため、正確に測定する。
- 尿量の目安は、おおむね2mL/kg/時以上であるが、水分投与量とのバランスも併せて評価する。
- 水分バランスの不均衡がみられた場合は、医師へ報告する。

体重測定
- 測定時間、測定条件をできるだけ一定にし、正確な体重測定を行う（例えば、哺乳の前に測る、着物は脱いで測定する）。
- 体重は水分バランスの重要な指標となるが、新生児にとってストレスとなり得るため、測定頻度は新生児の状態によって決定する。

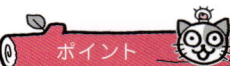

【医師への報告】
- 水分投与量を増量しているにもかかわらず、尿量減少や浮腫の悪化がみられる場合
- 尿量が投与水分量を超えマイナスバランスとなり、脱水症状がみられる場合

検査データ
検査データを把握することで、新生児の状態を評価し、起こりうるリスクを理解しておくことは、異常の早期発見をし、適切な対応をするうえで重要となる。

水分バランスに関連する血液検査データを表Ⅱ-B-5[4]に示す。

胸部X線
◉投与水分量が過剰な場合
- 肺の間質に水分が貯留し、肺野の透過性が低下する
- 心胸郭比（CTR）が増加する
◉投与水分量が不足している場合
- 脱水となり、心胸郭比が低下する

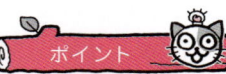

検査データ：カルテに書かれている検査データにも注目する。そうすることで、新生児の状態の変化や治療内容の根拠がよくわかるようになる。

表 Ⅱ-B-5　水分バランスに関連する血液データ

検査項目	基準値	予測される病態・治療
ナトリウム（Na）	135〜145mEq/L[4]（0〜14生日）	高ナトリウム血症：脱水の可能性がある 低ナトリウム血症：投与水分量が過剰な可能性がある
カリウム（K）	4.2〜6.2mEq/L[4]	生後24〜48時間ころに7〜8mEq/Lを超えることがあり、グルコース・インスリン療法が必要となる場合がある。
pH	7.35〜7.45	アシドーシスがないかを確認する。 代謝性アシドーシスがあった場合、末梢循環不全となり輸液内容・量の調整が必要となる。
Base Excess	30〜65mmHg	
HCO_3^-	21〜25mEq/L	
総ビリルビン	体重・日齢により異なる	投与水分量が不足し、尿量が減少すると、ビリルビンの排泄が阻害される。
ヘマトクリット（Ht）	40〜65%（生後1カ月：40〜45%）	多血症、過粘稠度症候群では、血液の粘度が高まり血管を流れにくくなるため、投与水分量を増やす。

〔権藤泉：新生児・乳児の生化学検査正常値．小児科30（12）：1453-1459，1989．をもとに作成〕

表 Ⅱ-B-6　水分管理の指標となる心エコー所見

検査項目	所見
左室拡張末期径（left ventricular end-diastolic diameter；LVDd）	循環血液量が不足すると、LVDdが小さくなる（超低出生体重児であれば10mm以上あれば十分であり、8mm以下では小さい）。
下大静脈大動脈径比（inferior vena cava/aorta；IVC/Ao）	循環血液量が不足すると、IVCが小さくなるため、大動脈との比が小さくなる。
左房大動脈径比（left atrium/aorta；LA/Ao）*	循環血液量が不足すると、左房の張りがなくなり、大動脈との比が小さくなる。

*LA/Ao比が大きくなっている場合：動脈管開存症により左房や肺への循環血液量が増加していることを示す。心拍数や呼吸回数が増えていないか、ミルクの消化はよいか、活気はどうかなど、病状が悪化する徴候を見逃さないようにする。

心エコー検査

心機能・心負荷がかかっているかどうかを評価する。水分管理に関連した検査所見を表Ⅱ-B-6に示す。

3 輸液管理

- 輸液は何種類にも及ぶことがあるため、正しく輸液が行われるようにケアする。
- 循環作動薬の取り扱いには十分注意する。

- 定期的に挿入部位や輸液ルートを観察する。
  ①点滴挿入部に発赤、腫脹がみられていないか
  ②挿入針が抜けかけていないか、固定用ドレッシング材が剥がれていないか
  ③輸液ルートにねじれや屈曲がないか
  ④指示量が輸液されているかどうかを1時間ごとに確認する

> **ポイント**
> 輸液ルート：中心静脈カテーテルを使用している場合はカテーテル感染の予防も重要になる。

■文献
1) 河井昌彦：循環器系に障害がある児を看護する．NICU ナースのための必修知識，改訂3版，金芳堂，京都，2011，p102．
2) 河井昌彦：輸液・投薬の管理をする．NICU ナースのための必修知識，改訂3版，金芳堂，京都，2011，p50．
3) Boxwell G（沢田健，エクランド源雅子・監訳）：新生児集中ケアハンドブック．医学書院，東京，2013，p113，p196，pp266-274．
4) 権藤泉：新生児・乳児の生化学検査正常値．小児科 30（12）：1453-1459，1989．

（松本千鶴）

C 体温を保つ

看護ケアの目標

□ 至適環境温度を保つ。

新生児の特徴

□ 体表面積が成人より大きい。
□ 体温調節可能温度域が狭い。
□ 周囲の環境により、体温が変動しやすい。

体温を保つケアのために必要な知識

1 体温

- 真の体温とは動脈血液温度である。
- 臨床では真の体温として、深部温度が用いられる。
- 深部温度とは、直腸温、口腔内温度、食道温である。
- 皮膚温とは、皮膚の表面温度である。
- 皮膚温は、外気温によって変動する。
- 同じ皮膚温でも体幹部の温度と、四肢末端の温度で温度差が生じることがあり(図Ⅱ-C-1)[1]、その差は皮膚循環を反映する。
- 新生児の体温は36.5〜37.5℃である。

2 中性温度環境と至適温度環境

- 中性温度環境とは、生きていくために最小限のエネルギー消費量となる温度環境である。
- 至適温度環境は、新生児にとって最もふさわしい温度環境であり、通常は中性温度環境がこれにあたる。
- 至適温度環境は、新生児の状態や状況によって異なることもある。例えば、無呼吸発作がよくみられるような場合には、体温を中性温度環境よりも低めに保ったほうが無呼吸発作が少なくなることもある。

3 熱をつくるしくみ

- 人間は4つのしくみで熱をつくる(表Ⅱ-C-1)。

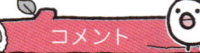

コメント

皮膚循環：ショックの前の状態にまずみられるのが、皮膚色の悪化や末梢の冷感である。これは、生体の防御機能の現れであり、皮膚の血管を収縮させてほかの臓器の血流を維持させようとしている状態である。これらの徴候は、子どもの状態が悪化する最初のサインであり、いち早く察知することが必要である。

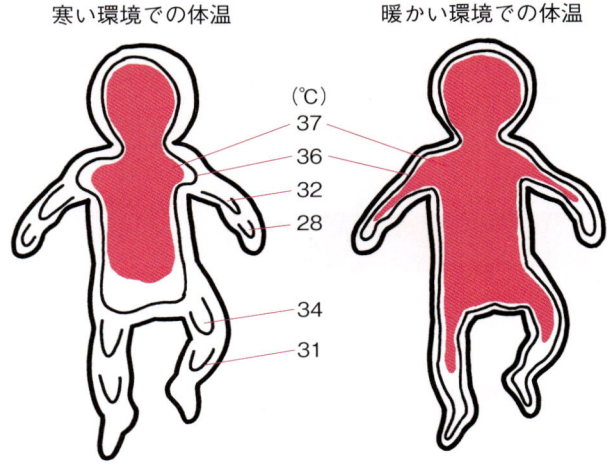

図 Ⅱ-C-1　皮膚温：体幹部と四肢末端の比較

(Aschoff J, Wever R : Kern und Schale im Wärmehaushalt des Menschen. Naturwissenschaften 45 (20) : 477-485, 1958. をもとに作成)

表 Ⅱ-C-1　熱をつくる4つのしくみ

① 生きていく過程で発生する熱　→　基礎代謝による熱
② 筋肉の運動によって発生する熱　→　動く、走る
③ 不随意な筋肉の運動によって発生する熱　→　ふるえ (shivering)
④ 筋肉の動きによらずに産生される熱　→　褐色脂肪組織で行われる熱産生

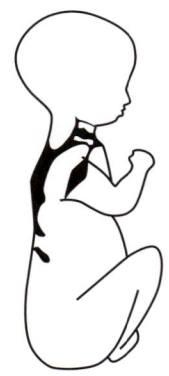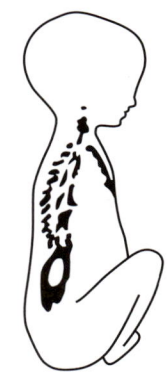

褐色脂肪組織は胎児期の26〜30週くらいで分化してくると考えられており、肩甲骨、脊柱、腎周囲に多く分布している。
低出生体重児は、これらの組織が少なく、熱産生能力が低いため低体温になりやすい。

図 Ⅱ-C-2　褐色脂肪組織の分布

(Aherne W, Hull D : The site of heat production in the newborn infant. Proc R Soc Med 57 : 1172, 1964. をもとに作成)

- 新生児の熱は、主に褐色脂肪組織でつくられる (図Ⅱ-C-2)[2]。

4 熱を失うしくみ

- 熱を失うしくみには、輻射、対流、伝導、蒸散がある (表Ⅱ-C-2)。
- 保育器収容中の新生児の輻射熱の喪失経路を図Ⅱ-C-3に示す。

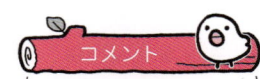

褐色脂肪組織が熱をつくる理由：新生児にノルアドレナリンが分泌され、褐色脂肪組織の血管を開くことで血流を増加させ、脂質をグリコーゲンに変化させて熱産生を行う。

表 II-C-2　熱を失うしくみ

熱の喪失経路	熱の喪失過程	保育器収容中の新生児の熱を奪うもの
①輻射	周囲のものに向かって熱が移動する 例：新生児（体温）→ 保育器の壁（壁温） 　　保育器の壁（壁温）→ NICUの部屋（室温）	保育器の壁、病室（室温、外気温）
②対流	外気の流れに応じて熱が奪われる	保育器内・外の空気の流れ
③伝導	冷たいものに接していることで熱が奪われる	温まっていないリネン、おむつ、冷たい手
④蒸散	ぬれたものが蒸発する過程で熱が奪われる	皮膚の消毒（アルコール綿）、エコーゼリー、清拭

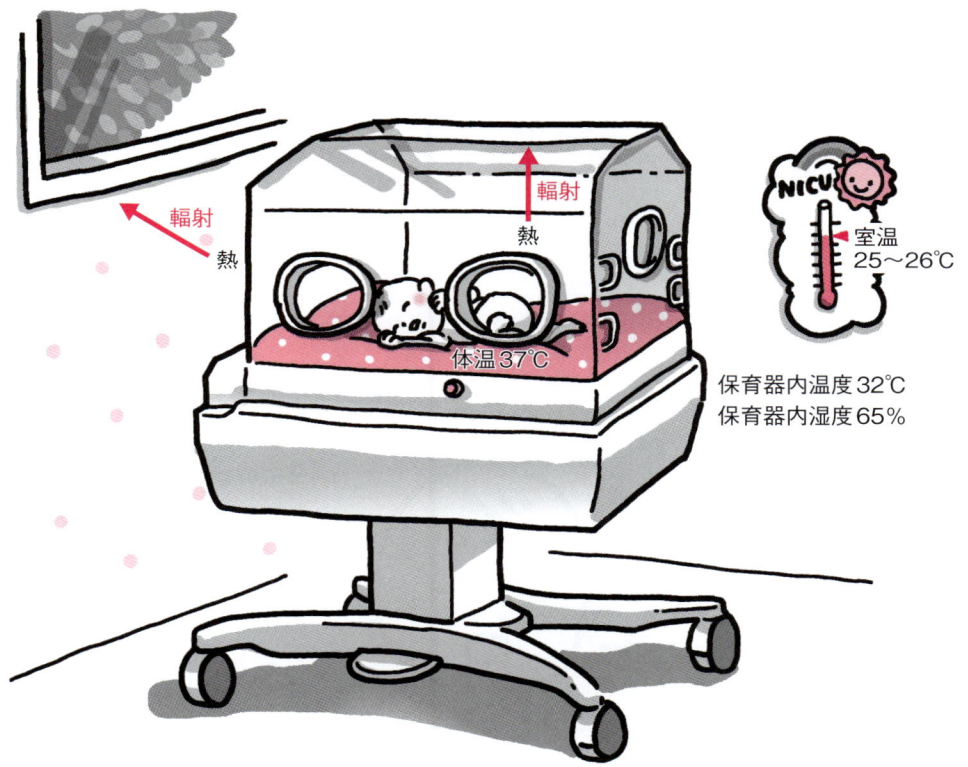

図 II-C-3　保育器収容中の新生児の輻射熱の喪失経路

低体温：体温（直腸温）が36.5℃未満の場合

- 低体温の原因には、外因性（環境による要因）や内因性（新生児の要因）によるものがある（表II-C-3）。
- 低体温が持続することで、新生児寒冷障害をきたし、全身状態の悪化につながるため、適切な対応が必要である。
- 低体温による症状には、徐脈、不規則な呼吸、無呼吸、皮膚色の蒼白、活気不良、哺乳不良などがある。

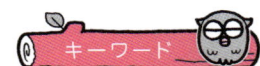

キーワード

新生児寒冷障害：新生児が長時間、寒さにさらされた場合にみられる状態である（図II-C-4）。症状には、呼吸の促迫、無呼吸、徐脈傾向、代謝性アシドーシス、低血糖、乏尿などがある。状態が悪化すると腎不全、血液の粘度が高まり過粘度症候群となり、血栓や凝固系の異常も起こす。

表 Ⅱ-C-3　低体温の要因と予防策・対処法

	内因性		外因性
	母体要因	新生児要因	環境要因
体温の特徴	直腸温≦皮膚温		直腸温＞皮膚温
低体温の要因	・分娩前の発熱 ・母体甲状腺疾患	・子宮内感染：前期破水、羊水混濁 ・敗血症、髄膜炎 ・中枢神経異常（頭蓋内出血、けいれん） ・低出生体重児 ・胎児・新生児仮死 ・蘇生の遷延	・羊水の拭きとり不足 ・室温の調節不足（空調の風の影響） ・搬送中の環境温度の変化 ・環境（窓際） ・ウォーマーや保育器の設定温度が不適切 ・保温用のライトの照射不足 ・沐浴後の水分の拭きとり不足 ・掛けものやリネンなどの保温不足
予防策対処法	・原因の検索・治療 ・環境温度の調節 ・新生児の未熟性・状態に合わせた保温方法の選択や工夫を予防的に行う		・環境温度（室温）、ベッドの位置を調節（窓側や空調設備のそばを避ける） ・着衣・掛けものの調節 ・保育器（開放式・閉鎖式）の設定温度・湿度の調節 ・温度プローブを適切に装着し、正確な体温測定 ・保育器（開放式・閉鎖式）に収容し保温

※急激な体温の上昇は、無呼吸発作の誘発などバイタルサインへの影響があるため、できるだけ緩徐に調節していく。

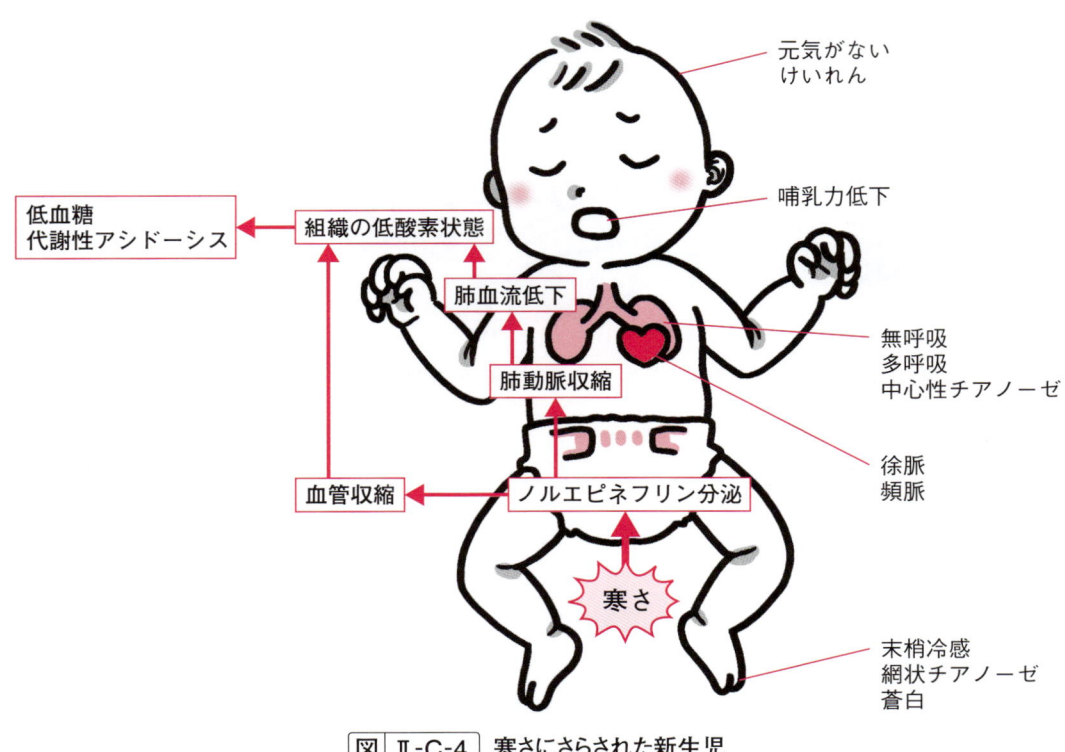

図 Ⅱ-C-4　寒さにさらされた新生児

表 II-C-4　高体温の要因と予防策・対処法

	内因性		外因性
	母体要因	新生児要因	環境要因
体温の特徴	直腸温＞皮膚温		直腸温≦皮膚温
高体温の要因	・分娩前の発熱 ・母体甲状腺疾患	・子宮内感染：前期破水、羊水混濁 ・敗血症、髄膜炎 ・薬・輸血の影響 ・中枢神経異常（頭蓋内出血、けいれん） ・脱水、飢餓熱	・室温・湿度の不適切な調節 ・包みすぎ（タオルやおくるみなど） ・着せすぎ（肌着や長肌着など） ・ウォーマーや保育器の設定温度が不適切 ・温度プローブが正しく装着されていない場合 ・環境（窓際） ・保温用ライトによる照射の影響
予防策対処法	・原因の検索 ・環境温度の調節 ・原因の治療		・環境の温度・湿度の調節 ・着衣・掛けものの調節 ・適切な位置に温度プローブを装着する

高体温：体温が37.5℃以上の場合

- 高体温の原因は、外因性（環境要因）によるものが多い（**表II-C-4**）。
- 内因性（母体要因、新生児要因）の場合には、環境温度の調節を行うと同時に、発熱原因の検索、早期の対応が必要である。
- 環境要因の調節後も高体温が持続する場合、特に38℃以上の発熱に関しては、バイタルサインに悪影響を及ぼす。
- 高体温による症状として、頻脈、多呼吸、無呼吸、皮膚色の紅潮、易刺激性などがある。
- 高体温の持続や悪化により、不感蒸泄の増加にともなう尿量の減少や、酸素消費量の増加にともなう呼吸状態の悪化をまねく。また、血圧の低下や末梢冷感、活気不良や哺乳不良、けいれんなどをともなう高体温の場合には重篤な疾患が示唆される。

体温を保つためのケア

1 正確な体温測定で、体温の変化を観察する

- 体温を測定する際は、子どものストレスサインに注意し、できるだけストレスを与えないようなタイミングで行う。
- 体温の変動が予測されるタイミング（啼泣後や清拭後など）での測定は避ける。
- 通常の体温測定には、その簡便性から、腋窩温用の体温計が広く用いられているが、体温の測定値に異常を認めた場合は、皮膚温と直腸温の同時測定が有用な情報となる（表II-C-3・4）。

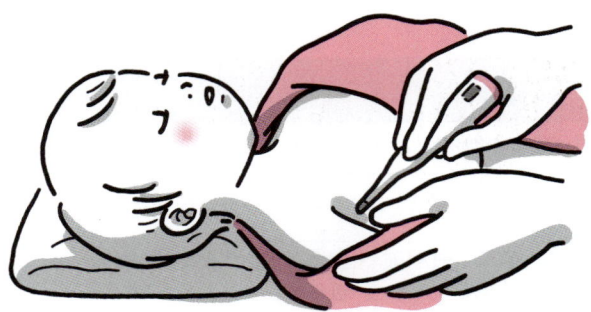

体温計を腋窩に対して30～45°程度の角度ではさみ測定する

図 Ⅱ-C-5 腋窩温の測定

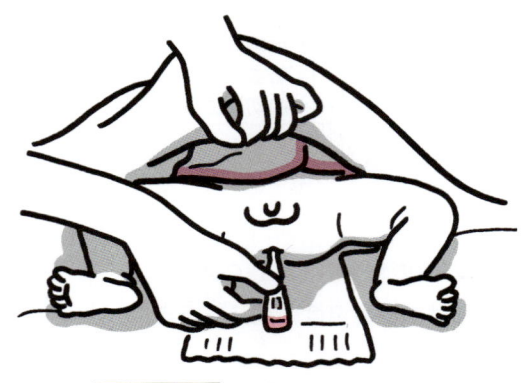

図 Ⅱ-C-6 直腸温の測定

- 体温の測定と同時に、体幹や四肢末梢にふれて熱感や冷感の有無を確認することも重要である。
- 体温が変動しやすい場合や継続した体温の測定が必要な場合などには、体温プローブを用いた連続モニタリングを行う。
- 低体温や高体温の要因を念頭に、状況に合わせて体温の測定を行う。

腋窩温の測定

- 体温計を腋窩に対して30～45°程度の角度ではさみ測定する（図Ⅱ-C-5）。
- 腋窩部を密着させる。
- 測定した体温計は事故防止のため、保育器内やコット内に置かずに所定の位置に片づける。

直腸温の測定

- 直腸計の先にワセリンやオイルをつけ、1cm/kg程度ゆっくり肛門に挿入する（図Ⅱ-C-6）。

> **ポイント**
>
> **体温計**：電子体温計にはさまざまな種類があるが、通常、多くのNICUで使用されている体温計は成人用が多く、新生児（特に低出生体重児）の測定値、特別な環境下（保育器や光線療法を受けているような新生児）の測定値を保証しているものではない。そのため、測定による誤差が生じることを念頭におく。機器によって測定時間や予測式・実測式なども異なるため、自施設で使用している体温計の添付文書の内容を確認しておく。

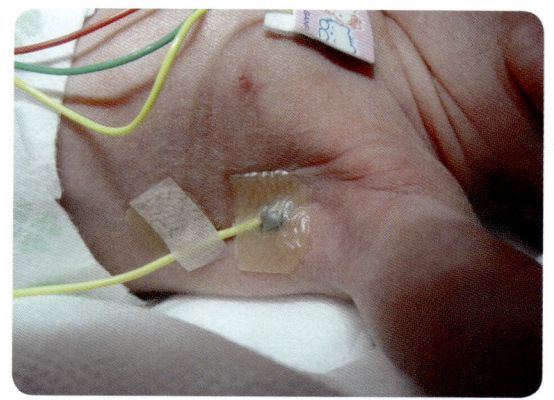

在胎24週で出生した新生児で、皮膚への影響を配慮し、プローブのセンサー部分はデュオアクティブ®で固定している。センサー部分が縦になったり、裏返しになったりしないように注意する。

写真Ⅱ-C-1 腋窩に固定した体温プローブ

- 測定が刺激となり、便や尿が排出されることがある。汚染により測定値が影響を受けるため、注意が必要である。

新生児への配慮（測定時の注意点）

- 測定時には新生児の覚醒度を確認し、state 3以下の場合（p74「図Ⅱ-I-2」参照）には、突然測定せず、やさしくふれたり、声をかけたりして、新生児に測定開始を伝えた後に測定する。
- 事故防止、ストレスの軽減をはかるためにも、測定中は新生児のそばを離れない。
- 測定終了後は新生児が安定するまで、なだめのケア（p100参照）を行う。

体温プローブを用いた測定

- 急性期、未熟性の高い新生児、手術後、鎮静中、低体温療法施行中など体温の変動しやすい新生児に用いることで、連続した体温の測定を行うことが可能である。
- 体温プローブは、センサー部分を腹壁の剣状突起下にテープで密着固定する。プローブが皮膚に密着されていないと体温が低くなってしまうので注意する。
- 密着が得られない場合は、腋窩などの皮膚の密着しやすい部分に固定することもある。固定に用いるテープは、新生児の皮膚の成熟に応じて選択する（**写真Ⅱ-C-1**）。
- プローブのセンサー部分の皮膚に損傷を起こすことがあるため、定期的に観察を行う。

表 II-C-5　主な保温の方法・使用する物品

方法・物品	熱喪失の予防経路
NICU病室内の温度調整（25〜26℃）	輻射・対流を防ぐ
保育器内の加湿（50〜60％以上）	蒸散を防ぐ
保育器内の加温	輻射・伝導・対流を防ぐ
プラスチックバッグ	蒸散・対流を防ぐ
輻射熱遮断フード	輻射熱を防ぐ
使用する物品を温めておく	伝導を防ぐ
ポジショニングの囲み	対流・輻射を防ぐ
帽子や靴下	輻射・蒸散を防ぐ
保育器（閉鎖式）	輻射・対流・蒸散を防ぐ
保育器（開放式）	輻射熱による保温
保温用ライト	輻射熱による保温

- センサーの劣化や装着部位により、正確な体温測定ができないため、測定値の変動時や必要時は中枢温も同時に測定し、評価を行う。
- 開放式保育器で体温プローブを使用する際は、輻射熱の影響を予防するため、付属のカバーを用いてセンサー部分の保護を行う。

2 環境調整をして体温の調節を行う[3]

- NICUの環境は室温25〜26℃、湿度50％前後に保たれることが望ましい。
- 一定の環境を提供するうえで室温と湿度のモニタリングを行うことが望ましい。
- 適切な環境の提供のためには、正確に得られた体温から、新生児の状態や環境による影響を予測し、すみやかに環境温度を調節する。
- 適切な療養環境を提供するために、適切なベッド（開放式保育器、閉鎖式保育器、コットベッド）の選択をする。
- NICUで行われる主な保温の方法や、使用する物品を表II-C-5に示す。

【文献】
1) Aschoff J, Wever R：Kern und Schale im Wärmehaushalt des Menschen. Naturwissenschaften 45（20）：477-485, 1958.
2) Aherne W, Hull D：The site of heat production in the newborn infant. Proc R Soc Med 57：1172, 1964.
3) 横尾京子：低体温と高体温．改訂ハイリスク新生児ケアプラン；看護診断・看護介入からのアプローチ，メディカ出版，大阪，2001, p47.

（佐藤さくら）

D 哺乳する

看護ケアの目標

□ 適切な栄養管理を行い、子どもの成長・発達を促す。

新生児の特徴

□ 消化・吸収の機能が未熟である。
□ 消化管の運動機能が未熟である。
□ 脂肪やグリコーゲンの貯蔵量が少ない。
□ 母乳や人工乳が主な栄養源である。
□ 急速に発育するための栄養が必要となる。

授乳と消化を助けるケアのために必要な知識

1 消化管の形状や機能が未熟である

- 胃の形態は縦長の筒状である。大きさは、出生時のビー玉大から10日でゴルフボールほどになる（表Ⅱ-D-1）。
- 下部食道括約筋が短く、食道内圧も低い。
- 胃の入り口の筋肉の収縮が弱く、胃内容物が逆流しやすい（溢乳）。
- 胃を固定している靱帯が緩く、軸捻転を起こしやすい。

2 消化管の運動機能が未熟である

- 消化管の運動機能は未熟であり、嘔吐や下痢を生じやすい。
- 腸管の蠕動運動も不規則なため、腸管拡張や腹部膨満を起こしやすい。

キーワード

溢乳：人工乳をたくさん飲んだ後や、排気とともに少量の人工乳が口から流れ出る現象。胃内容物の逆流防止機構が未発達なために生じる。吐いた後、呼吸状態や機嫌が悪くなければ、様子をみてよい。

表 Ⅱ-D-1 新生児の胃の生理的内容量と大きさ

	胃内容量	大きさ
生後1日	5〜7mL	ビー玉、ヘーゼルナッツ
生後3日	22〜27mL	新生児の握りこぶし
生後10日	45〜60mL	くるみ、ゴルフボール
成人	900mL	ソフトボール、大人の握りこぶし

- 生後1カ月では、胃・大腸反射により哺乳中や哺乳直後に排便を認める。
- 人工乳の胃内容物停留時間は3〜4時間、母乳はその半分の2時間程度で、胃から小腸に移動する。
- 生理的呑気により腹部膨満をきたしやすい。

> **コメント**
> **胃内容物停留時間**：成熟度・日齢・体位・消化管ホルモンなどの影響を受ける。腹臥位・右側臥位は消化を促す体位である。

3 新生児の主な栄養源は母乳と人工乳

母乳栄養の利点
- 感染防御作用
- 抗アレルギー作用
- 1型糖尿病の予防
- 生活習慣病の予防
- 小児がん罹患率の低下
- 乳幼児死亡率の低下
- 神経学的発達
- 母子相互作用
- 経済性など

母乳栄養児のビタミンKの補足
- 新生児はビタミンKをつくる腸内細菌が少なく、母乳中にビタミンK含有量が少ない。
- 凝固因子をつくるために必要なビタミンKが不足すると、ビタミンK欠乏性出血（消化管出血、頭蓋内出血）を起こす危険がある。
- ビタミンK不足の予防として、出生時、生後1週間、生後1カ月にビタミンKを投与する[1]。

母乳に含まれる三大栄養素
　主な母乳成分は水分から成り、ほかには脂質、糖質、蛋白質〔カゼイン、ホエイ（乳清）〕、ビタミン、ミネラルが含まれている。

◉糖　質
- 糖質の多くは乳糖であり、そのほかにオリゴ糖や糖脂質、糖蛋白が含まれる。
- 乳糖にはカルシウム（Ca）の吸収を促進させる作用がある。
- オリゴ糖はビフィズス菌の増殖を促進させ、大腸で早期に定着させる作用がある。

◉脂　質
- 母乳中の総脂肪量は30〜50g/Lである。
- 母乳の熱量の45〜55％に値し、多価不飽和脂肪酸（p91参照）を多く含んでいる。

表 II-D-2　前乳と後乳の違い

前乳	・脂質が少ない。 ・糖質、蛋白質、水溶性ビタミン、水分が豊富に含まれる。 ・さらっとして薄いため、飲みやすい。
後乳	・脂質が前乳より2〜3倍多く含まれる。 ・脳の発達に必要な長鎖多価不飽和脂肪酸や脂溶性ビタミンが豊富に含まれる。 ・こってりとしており、満腹感を感じやすい。

〔齋藤有希江：もっと知りたい！ NICUでの母乳育児支援の実際．Neonatal Care 380（秋季増刊）：175-182, 2015. より改変〕

- 多価不飽和脂肪酸は網膜や中枢神経系の発達に重要である。

◉ **蛋白質**
- 母乳中の蛋白質の含有量は8〜9g/Lであり、カゼインとホエイに分けられる。
- 母乳中のカゼインは胃酸によってソフトカードとなる。母乳のカードは細かくてやわらかく、消化しやすい。
- ホエイは必須アミノ酸や免疫グロブリン、ラクトフェリン、リゾチームなどが含まれる。
- 母乳にのみ必須アミノ酸のタウリンが含まれる。

母乳の成分の違い

◉ **初乳と成乳**
- 初乳とは産後約1週間分泌される乳汁で、蛋白質やビタミンA・D・Eなどの栄養価が高く、免疫グロブリンやラクトフェリンなどの感染防御因子を多く含んでいる（p95参照）。
- 出産後1週間以降に出る母乳は成乳と呼ばれる。身体の成長に必要なさまざまなビタミンやミネラル、Caの吸収力を高め、脳の中枢神経系の発達に必要な乳糖、さらに鉄（Fe）や亜鉛（Zn）などの栄養素が含まれる。

◉ **前乳と後乳**（表II-D-2）[2]
- 1回の授乳において、乳汁が充満している授乳開始直後の前乳に比べ、乳汁が空に近づいた後乳ほど母乳中の脂肪含有量は増加する。

◉ **早産児の母親の母乳と正期産児の母親の母乳**
- 母乳の成分は子どもの成長・発達に応じて変動し、早産児の母親の母乳は蛋白質、ナトリウム（Na）、クロール（Cl）、糖質、中鎖脂肪酸、窒素、脂肪酸、ビタミン、DHAなどが多く含まれる（表II-D-3）[3]。

キーワード

カード：母乳や人工乳に含まれるカゼインが新生児の胃内で塩酸やペプシンの作用を受けてできる「豆腐のような白い固まり」。母乳のカードは細かくてやわらかく、「ソフトカード」と呼ばれる。人工乳や牛乳のカードは大きくて固い「ハードカード」と呼ばれる。カードは大きくて固いほど消化に時間がかかる。

表 II-D-3　早産母乳・正期産母乳・人工乳の組成（100mL 当たり）

	正期産母乳 3〜5日	早産母乳 3〜5日	正期産母乳 26〜29日	早産母乳 26〜29日	人工乳
熱量（kcal）	40	50	62	70	67〜70
脂質（g）	1.85	3.0	3.05	4.09	3.5
蛋白質（g）	1.87	2.1	1.29	1.4	1.6〜1.64
糖質（g）	5.14	5.04	6.51	5.97	7.1〜8.1

〔大山牧子：低出生体重児の母乳育児（入門編），第1回医師のための母乳育児支援セミナー資料集，日本ラクテーション・コンサルタント協会，仙台，2005，p157．より改変〕

表 II-D-4　哺乳行動の発達

妊娠14週	口周囲にふれることで首を回して身体を伸ばす
妊娠15週	指を吸う
妊娠28週以降	歯肉を刺激すると下顎がリズミカルに開閉する
妊娠28〜33週以降	非栄養的吸啜（NNS）*時にリズミカルな吸啜バーストが出現する
妊娠35〜36週以降	吸啜リズムが完成する

＊非栄養的吸啜（non-nutritive sucking；NNS）：吸啜には、栄養的吸啜（nutritive sucking；NS）と非栄養的吸啜（NNS）がある。NSは哺乳のための吸啜であり、NNSはおしゃぶりを吸啜させ、新生児の鎮静を促す効果がある。

4 新生児に必要な栄養量

- 発育に必要な熱量は120kcal/kg/日である。そのうち糖質は約45％、脂質は約45％、蛋白質は約10％を占める。
- 体重増加を得るための栄養量は150〜200mL/kg/日である。生後1〜3カ月では20〜30g/日の体重増加がある。

5 哺乳行動の発達

- 新生児の哺乳行動の発達は胎生期（妊娠8週ころ）から始まる（表 II-D-4）。
- 経口哺乳は、呼吸・循環の安定を確認できたら、吸啜リズムが成熟してくる修正32〜33週を目安に試みる。
- 哺乳行動には、栄養摂取目的以外に、両親と新生児の絆を深めるという大きな役割がある。そのため、哺乳が可能かどうかを注意深く観察し、積極的に哺乳支援を行う。

吸啜バースト　　　　　　吸啜バースト

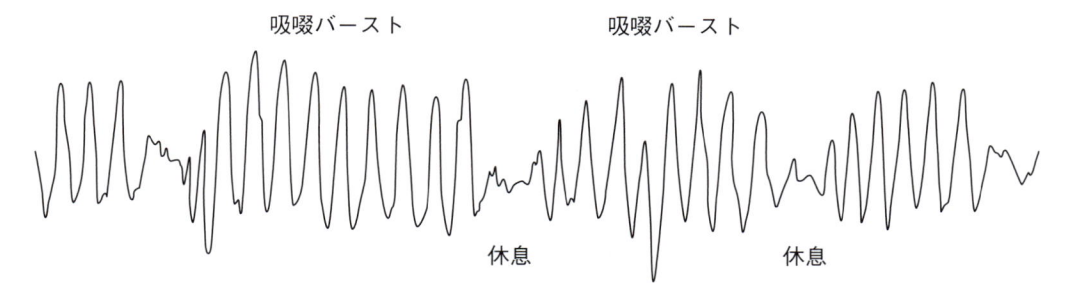

休息　　　　　　　休息

図 Ⅱ-D-1　吸啜バースト（連続した吸啜）と休息（吸啜の停止：息継ぎ）との関係
（木原秀樹：哺乳支援．赤ちゃんにやさしい発達ケア，メディカ出版，大阪，2015，p119．より引用）

6 哺乳に必要な吸啜・嚥下・呼吸のしくみ

- 安定した哺乳のためには、吸啜・嚥下・呼吸の協調が必要である。
- 吸啜と嚥下の協調ができるようになるのは修正32〜34週ころである。
- 安定した哺乳とは、経皮的動脈血酸素飽和度（SpO_2）の低下をともなわずに、吸啜バーストとよばれる吸啜・嚥下と、それに続く休息が規則的に出現することである（図Ⅱ-D-1）[4]。

授乳と消化を助けるケア

1 栄養に関する情報収集とアセスメント

適切に栄養が摂取できているかをアセスメントするために、次のことを情報収集する。

①修正週数・日齢
②体重増加（1日ごとの体重増加ではなく、1週間程度の範囲で平均どのくらい体重が増加しているのか）
③1回哺乳量と哺乳状況
④消化状況（腹部の状態、排便の状況）

2 直接授乳が困難な新生児に対する支援

母子の愛着形成、母乳分泌量の促進や母乳育児への移行のために、直接授乳が最適な栄養方法である。NICUに入院した新生児にとっても、この考えはあてはまる。ここでは、直接授乳が困難な新生児に対する支援について述べる。

授乳の準備

- 子どもの覚醒状態と哺乳意欲のアセスメント（おしゃぶりの吸啜の様子、空腹時啼泣の有無など）を行う。

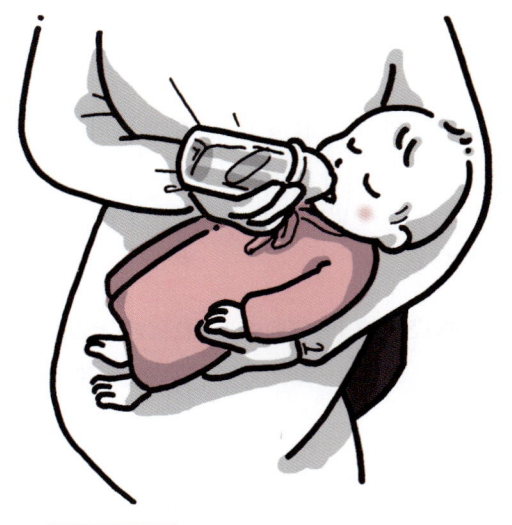

図 Ⅱ-D-2 哺乳びんによる授乳の支援

〔齊藤治代：授乳；瓶哺乳での方法. Neonatal Care 26（12）：1280-1285，2013. をもとに作成〕

- 深い入眠状態であれば、おむつ交換ややさしい声かけなどを行い、睡眠覚醒状態を state 3〜5（p74「図Ⅱ-I-2」参照）に上げる。
- 啼泣が強いときには抱っこし、落ち着かせてから授乳を行う。

抱き方

- 子どもの頭と首を肘の内側で支えたまま、その腕を子どもの体側に沿わせて、腰から殿部を手で支える。
- 子どものうなじが肘に乗るようにすると、気道が確保され、哺乳しやすい体位がとれる（**図Ⅱ-D-2**）[5]。

授乳するときの観察ポイント

◉ むせや SpO_2 の低下を防ぐ
- できるだけ水圧がかからないように、哺乳びんを水平もしくはやや下向きに傾けたまま吸啜させる。
- 子どもの吸啜と呼吸状態を確認しながら、哺乳びんの傾きを調節する。
- 吸啜が長くて息継ぎがない場合や、SpO_2 の低下が起こった場合は、乳首を口からはずして呼吸を促し、休ませながら授乳を行う。

◉ 口角からの乳汁漏れや空気の嚥下を防ぐ
- 子どもの口が人工乳首と密着できるようにする。
- 哺乳途中で何回か排気をさせる。

◉ 哺乳による疲労を防ぐ
- 長時間の授乳は、子どもの体力の消耗につながる。

- 哺乳開始から15～20分経過しても、全量が哺乳できない場合は哺乳不良と判断して、残量を胃管から注入する。

排　気
- 子どもの顎を肩に乗せるように縦抱きにするか、子どもの胸から頸部・下顎の下を手で支えて膝の上に座らせるような姿勢を保ち、背部をやさしくさすって排気を促す。
- 排気がない場合は、頭部を挙上したり、右側臥位にして嘔吐による誤嚥を予防する。

母乳分泌不全
子どもが必要とする量に母乳の分泌が満たない場合を母乳分泌不全という。

◉原発性母乳分泌不全
乳腺などの医学的な問題が原因となる。

◉続発性母乳分泌不全
環境や心理的影響、支援の不足が原因となる。
- 不適切な指導（授乳の回数・時間の制限）
- 支援不足（抱き方・含ませ方、育児不安）

3 消化を助ける支援

腹部膨満の予防
- 授乳中や授乳後に排気を行う。
- 排ガスを促す。
- 必要時、浣腸を実施し排便を促す。

体位の工夫
- 消化を促す体位（腹臥位、右側臥位）。
- 嘔吐や腹部膨満による呼吸状態の悪化を防ぐ体位（上体挙上、腹臥位、右側臥位）。

母乳を優先的に授乳する
- 特に免疫や腸管の機能が未熟な早産児や消化器疾患をもつ新生児の場合は、栄養素、消化・吸収のよさ、感染防御作用などにすぐれた母乳を優先する。
- 母乳のメリットを母親に伝え、母乳育児を支援する。

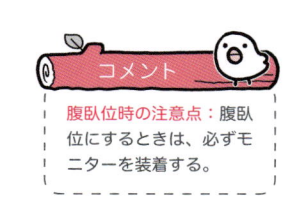

> **コメント**
> 腹臥位時の注意点：腹臥位にするときは、必ずモニターを装着する。

■文献
1) 白幡聡, 伊藤進, 高橋幸博, 他：新生児・乳児ビタミンK欠乏性出血症に対するビタミンK製剤投与の改訂ガイドライン（修正版）.
   http://www.jpeds.or.jp/uploads/files/saisin_110131.pdf
2) 齋藤有希江：もっと知りたい！NICUでの母乳育児支援の実際. Neonatal Care 380（秋季増刊）：175-182, 2015.
3) 大山牧子：低出生体重児の母乳育児（入門編）. 第1回医師のための母乳育児支援セミナー資料集, 日本ラクテーション・コンサルタント協会, 仙台, 2005, p157.
4) 木原秀樹：哺乳支援. 赤ちゃんにやさしい発達ケア, メディカ出版, 大阪, 2015, p119.
5) 齊藤治代：授乳；瓶哺乳での方法. Neonatal Care 26（12）：1280-1285, 2013.

（齊藤治代）

E 排泄する

看護ケアの目標

□ 尿や便で汚染された殿部・陰部の清潔を保つ。
□ 排泄物の性状を評価できる。
□ 子どもにとって「気持ちよい」という経験をとおしたコミュニケーションをはかる。

新生児の特徴

□ 腎機能は出生後、急速に発達する。
□ 胃・直腸反射が活発なため、排泄回数が多い。

排泄のケアのために必要な知識

1 排　尿

- 尿量は通常、おおむね2mL/kg/時であり、95％以上の新生児が8～24時間以内に、ほぼ全例が48時間以内に排尿が認められる。
- 腎機能は出生後、急速に発達するため、尿量が安定するまでには数日を要する。
- 腎機能（濾過能や再吸収能）が未熟なため、ナトリウム（Na）やリン（P）などが尿中に失われ、電解質異常や代謝性アシドーシスを起こしやすい。

2 排　便

- 正期産児の94％で生後24時間までに初回排便がみられる。低出生体重児ではやや遅れるが、48時間以内には94％に排便が認められる。
- 腸管への血流増加、哺乳による腸管の蠕動運動が起こる。
- 腸管壁は筋層が薄く、蠕動運動も不規則であるため、容易に腸管拡張・腹部膨満を呈する[1]。
- 在胎週数が浅いほど、生後の腸管の通過時間が早い。

キーワード

胃・直腸反射：胃の中に食べ物が入ってくると、その信号を受けて直腸の蠕動運動が起こり、便を直腸へ送り出す。

コメント

新生児の腸管壁：脆弱な粘膜組織を有する超低出生体重児などは腸管穿孔をきたす可能性が非常に高いため、出生早期に浣腸や排ガス処置を実施する際には慎重な判断が必要である。

表 Ⅱ-E-1　水分欠乏の要因と症状

要　因	・不感蒸泄が増加する環境である ・高血糖にともなう浸透圧利尿を認める ・先天性心疾患や慢性肺疾患のため水分制限を行っている ・利尿薬やキサンチン誘導体などを投与している ・哺乳量が少ない
症　状	・体重減少 ・尿量減少 ・大泉門や眼瞼の陥没 ・末梢冷感 ・皮膚粘膜の乾燥 ・皮膚ツルゴールの低下 ・黄疸の増強 ・血圧低下 ・頻脈、脈拍減弱

〔山田恭聖：皮膚・環境が水・電解質・糖に与える生理学的影響は？．Neonatal Care（春季増刊）：43-48, 2013. をもとに作成〕

排泄のケア

1 尿の観察

尿の外観・におい

・濃い尿の場合、尿酸塩尿に含まれるやシュウ酸塩が原因でおむつが一部ピンク色〜赤い色になっていることがあるが、これは生理的な変化である。においの異常は主に代謝異常（メープルシロップ尿症など）が疑われる。尿の色やにおいに異常を認めた場合は医師に報告する。

尿量の異常

◉乏尿：尿量が1mL/kg/時以下の状態

・低血圧、脱水、体重減少がある場合は循環血液量が低下しており、また、浮腫をともなった体重増加がある場合は、心不全などによる腎血流の減少が考えられる。

・生理的体重減少以上の体重減少や、1日に3％以上の体重減少時（低出生体重児の場合は1日平均2〜3％の体重減少は生理的にみられる）、また、生後1週間以上を過ぎても急激な体重減少がみられる場合は水分欠乏を疑う（**表Ⅱ-E-1**）[2]。

◉多尿：尿量が5〜8mL/kg/時以上の状態

・生後24時間の乏尿期の後、72時間ほど多尿傾向となる。

・哺乳量や輸液量が多すぎることが原因となる場合もある（**表Ⅱ-E-2**）[3]。

コメント

メープルシロップ尿症：アミノ酸の代謝異常により、体内にα-ケト酸が蓄積される。尿や汗がメープルシロップのような甘いにおいを呈する。

ポイント

尿量測定：NICUに入院する多くの新生児は尿量測定をしている。担当した新生児は、なぜ尿量測定をしているのか、尿量は基準範囲内か、尿量に変化（減少・増加）はないかなど、尿量測定をした結果をアセスメントする。

表 Ⅱ-E-2　水分過剰の要因と症状

要　因	・輸液管理（特に生後早期の乏尿期への水分過剰投与） ・仮死状態をきたした後などによる腎不全 ・動脈管開存症によるうっ血性心不全やインダシン治療 ・感染症 ・低アルブミン血症 ・筋弛緩薬の使用 ・哺乳量が多い
症　状	・体重増加 ・浮腫

〔小西祥平：なぜ、身体には水が必要？．Neonatal Care（春季増刊）：56-62，2013．より引用〕

表 Ⅱ-E-3　母乳とミルクの便性状の比較

	母　乳	人工乳
色	淡い黄色	濃い黄色
におい	甘酸っぱい	母乳ほど酸臭は強くない
硬　さ	軟らかい	硬め
回　数	5〜7回/日	2〜3回/日

2 便の観察

便の外観

- 生後2〜3日は胎便、3〜4日ころは移行便、その後は黄金色で泥状になる。
- 母乳栄養と人工栄養で便の性状が異なり、母乳栄養の場合は軟便で、1日10回以上になることもある（表Ⅱ-E-3）。

便の異常（表Ⅱ-E-4）

◉胎便排泄遅延
- 胎便栓症候群（胎便の排泄障害によりイレウス症状を起こす）、鎖肛、ヒルシュスプルング（Hirschsprung）病を考慮する。

◉血便（タール便、粘血便）
- 母体血の嚥下、ビタミンK欠乏などの出血傾向、ポリープ、腸間膜血栓、胃潰瘍・急性胃粘膜病変、細菌性腸炎・新生児壊死性腸炎、腸回転異常などが考えられる。

◉下痢
- 便中に多量の水分が排泄された電解質喪失状態で、腸管の通過時間

キーワード

胎便：胎児期に消化管に集積した胎脂、脱落した消化管粘膜、消化管粘液などからなる。粘稠性が強く、黒色〜黒緑色。
移行便：胎便排泄後1〜2日の間に排泄される胎便と新生児便からなる。粘稠性は低下し、茶褐色〜緑色っぽい。

表 Ⅱ-E-4　便の異常

異常所見	原因となる疾患
胎便排泄遅延	胎便栓症候群、鎖肛、ヒルシュスプルング病
血便 （タール便、粘血便）	ビタミンK欠乏などの出血傾向、壊死性腸炎、腸回転異常症、細菌性腸炎、ミルクアレルギーなど
下痢	全身性の感染症、細菌性・ウイルス性腸炎
白色便	胆道閉鎖症、新生児肝炎、ロタウイルス感染症

が短いため、通常は緑色を呈する。
【例】仮性の下痢：母乳栄養の便、光線療法中の便、飢餓便
　　　血便をともなう下痢：壊死性腸炎、ミルクアレルギーなど
　　　血便をともなわない下痢：全身性の感染、細菌性・ウイルス性腸内感染

● 白色便
- 胆汁の排泄がない、あるいは少ない場合（胆道閉鎖、新生児肝炎、胆石）、ロタウイルス感染症でみられる。

3 皮膚の観察
- おむつ交換をする際は、肛門周囲のほか、鼠径部など皮膚と皮膚が密着している部分も観察する（便が付着しやすい）。
- 発赤・発疹の有無を確認し、おむつかぶれ（おむつ皮膚炎）の早期発見と予防に努める。

4 腹部膨満に対するケア
　腹部膨満の原因に合わせて、ケアの内容を考える（具体的なケアの方法は、各施設の手順書や各種参考書を参照のこと）。

● 肛門刺激
- 肛門括約筋への刺激により副交感神経を刺激し、蠕動運動を促進させ、排便を促す。

● ブジー
- カテーテルを挿入し、腸管内のガス（便）を排除することで下部消化管の減圧をし、腹部膨満を軽減する。

● 浣腸
- 直腸や結腸の固形化した便をグリセリン液により軟らかくして、便を排泄しやすくする。また、腸壁を刺激して蠕動運動を起こさせ排便を促す。浣腸液の濃度・量は、医師の指示に従う。

キーワード

胎便栓症候群：粘稠な胎便によって大腸や小腸の閉塞をきたす疾患。

鎖肛：正常な位置に肛門が開かず、直腸がふさがっている状態。出生時に肛門があるか、位置は正常かどうかを必ず確認する。

ヒルシュスプルング病：腸壁内の神経節細胞が先天的に欠如しており、蠕動運動が欠如しているため、腸炎や排便障害をきたす疾患。

ポイント

腹部膨満：腹部のどこが張っているのか、どのような張り感であるのかによってケアの内容を選択する。外見的な腹部膨満だけでなく、X線所見も参考になる。

ポイント

グリセリン液の温度：37℃以下では毛細血管の収縮により血圧上昇や悪寒が発現する。43℃以上では腸粘膜を損傷する危険がある。

●胃内の減圧
- 呼吸補助のための機器を使用している場合は、胃内へ空気が流入しやすくなるため、間欠的または持続的に胃管から空気を排除する。

■文献
1) 仁志田博司：栄養の基礎と臨床．新生児学入門，第4版，医学書院，東京，2004，pp170-175．
2) 山田恭聖：皮膚・環境が水・電解質・糖に与える生理学的影響は？．Neonatal Care（春季増刊）：43-48，2013．
3) 小西祥平：なぜ、身体には水が必要？．Neonatal Care（春季増刊）：56-62，2013．

（上床慶子）

F ビリルビンを排泄する

看護ケアの目標

□ 高ビリルビン血症の合併症のリスクを軽減する
□ 光線療法（治療）が安全に受けられる

新生児の特徴

□ ビリルビン産生率が高い（Ⓐ）
□ 肝臓でのビリルビンの代謝・排泄が未熟である（Ⓑ）
□ 腸肝循環が盛んである（Ⓒ）
※ⒶⒷⒸは図Ⅱ-F-1・2のなかで該当する内容を示す。

ビリルビン代謝の知識

1 ビリルビンの産生 （図Ⅱ-F-1・2）

- 成人型ヘモグロビン（HbA）の寿命が90〜120日であるのに対して、胎児ヘモグロビン（HbF）の寿命は60〜90日と短い。
- 赤血球が壊れる際に、細網内皮系でヘモグロビンが分解されてビリルビンが産生される。

キーワード

ビリルビン：赤血球や筋肉に含まれるヘモグロビンやミオグロビンを構成するヘムという物質の中間代謝産物。最終的には胆汁や便、尿から排泄される。尿の黄色、便の黄色・茶色はビリルビンに由来するものである[1]。

キーワード

細網内皮系：肝臓など、貪食することにより生体の防御に関与している細胞の総称[1]。

コメント

生理的多血：新生児が生理的に多血症であるのは、胎内環境は対外環境に比べて、きわめて低酸素状態（PaO₂ 300mmHg前後）であり、それに対応するためである[2]。

Ⓐ ビリルビン産生の亢進
生理的多血症

Ⓑ ビリルビン代謝・排泄の未熟
グルクロン酸抱合酵素活性が低い

Ⓒ 腸肝循環の亢進
ウロビリノーゲンの再吸収

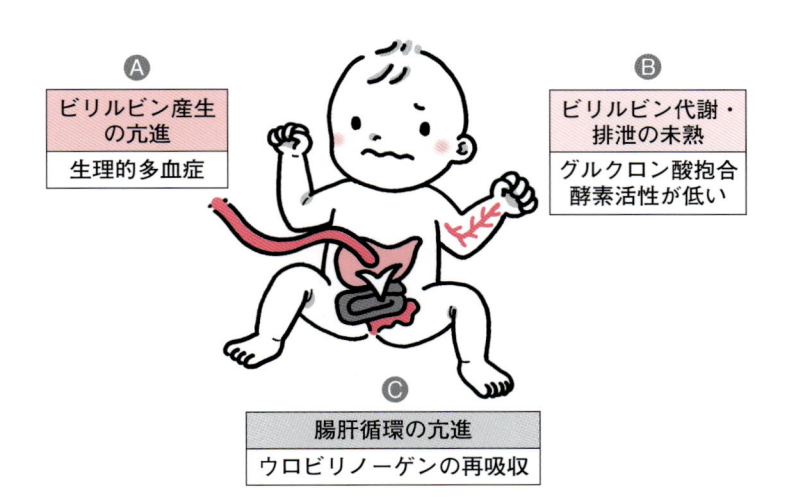

図 Ⅱ-F-1 新生児の高ビリルビン血症の機序

- 筋肉に含まれるミオグロビンや鉄（Fe）を含む酵素などが壊れる際にも、少量のビリルビンを産生している。
- 細網内皮系でヘモグロビンからできたビリルビンは、間接（非抱合型）ビリルビンと呼ばれ、脂溶性のため水に溶けにくい。
- 間接ビリルビンが肝臓でグルクロン酸抱合を受けると、直接（抱合型）ビリルビンとなり水溶性となる。
- 直接ビリルビンのほとんどは、血液中でアルブミンと強く結合している（結合ビリルビン）。
- アルブミンと結合していない非結合ビリルビンが一部存在する。

> **コメント**
> 非結合ビリルビン：遊離ビリルビン（free bilirubin）とも呼ばれる。結合ビリルビンの1/1,000万と、ごく微量が存在するのみであるが、中枢神経系障害に関連することがあり、臨床上重要である。

2 ビリルビンの代謝・排泄 （図Ⅱ-F-1・2）

- 肝臓でグルクロン酸抱合を受けた直接ビリルビンは、肝細胞外へ胆汁色素の主成分として腸管に排泄される。
- 直接ビリルビンは、腸管内細菌によってウロビリノーゲンへと変換され、大部分は便中に排泄される。
- 一部のウロビリノーゲンは、腸管より再吸収され（腸肝循環）、尿中や胆汁中に排泄される。

> **コメント**
> 腸肝循環：肝臓から分泌された直接ビリルビンは胆汁とともに腸管に分泌され、大部分は便中に排泄されるが、一部はグルクロン酸分離酵素（β-グルクロニダーゼ）により間接ビリルビンに変換されて、血中に戻る。

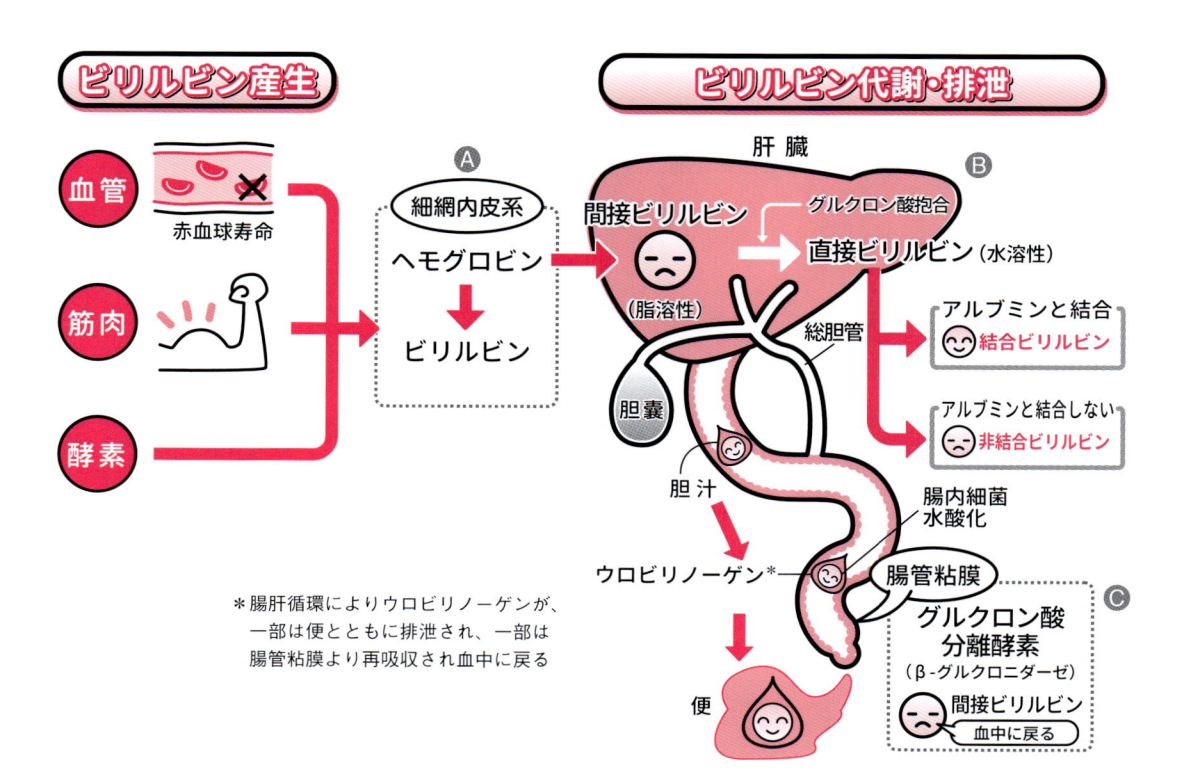

図 Ⅱ-F-2 ビリルビンの産生と代謝・排泄

3 ビリルビン排泄の腸肝循環

- 新生児期にはグルクロン酸分離酵素の活性が高いために腸肝循環が盛んであり、このために間接ビリルビンの再吸収が起こり高値になりやすい。

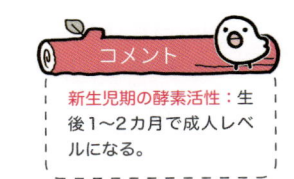

> **コメント**
> 新生児期の酵素活性：生後1〜2カ月で成人レベルになる。

4 新生児の黄疸（図Ⅱ-F-3）[2]

- 黄疸とは、ビリルビンによる皮膚や眼球結膜の黄染を意味する。
- 皮膚や粘膜の黄染は、間接（非抱合型）ビリルビンの上昇によって起こる。

生理的黄疸

一般的に日齢1〜2から出現し、日齢2〜3より肉眼的黄疸（8mg/dL以上）が出現し、以後、日齢4〜5で約12mg/dLのピークとなって日齢7〜10ころに消失する[2]。

病的黄疸

病的黄疸には、①早発黄疸、②重症黄疸、③遷延性黄疸、の3つの型がある。

①早発黄疸：生後24時間以内に認められるもの
- 血液型不適合や赤血球異常に代表される溶血性黄疸であることが多い。

②重症黄疸：新生児高ビリルビン血症が原因といわれる
- 核黄疸を防ぐ意味で、ただちに治療（交換輸血）を行わなければならない。

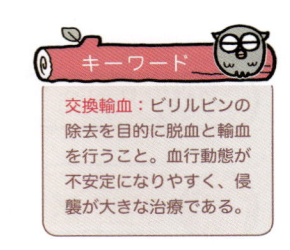

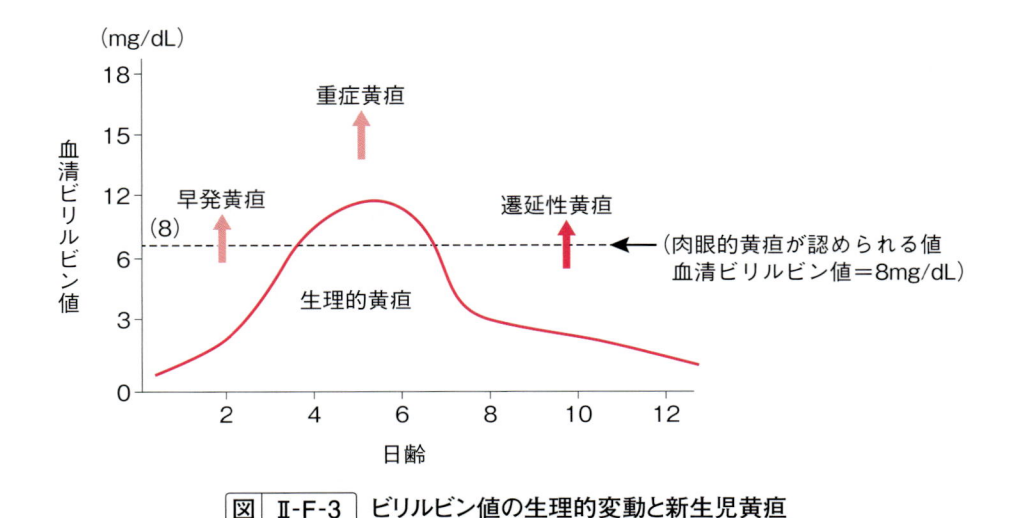

> **キーワード**
> 交換輸血：ビリルビンの除去を目的に脱血と輸血を行うこと。血行動態が不安定になりやすく、侵襲が大きな治療である。

図 Ⅱ-F-3　ビリルビン値の生理的変動と新生児黄疸

（仁志田博司：黄疸の基礎と臨床．新生児学入門，第4版，医学書院，東京，2012, p307. より引用）

③遷延性黄疸：生後2〜3週を超えても黄疸が持続するもの
- 胆道閉鎖症、新生児肝炎、甲状腺疾患、代謝異常など基礎疾患が背景にある。
- 母乳栄養に関連した黄疸（母乳性黄疸）。

5 黄疸とその中枢神経障害
核黄疸
- 核黄疸とは、血中のビリルビンが本来であれば通過しない血液脳関門を通過し、脳の組織に沈着するために起こる脳障害である。
- 症状としては、モロー反射が弱くなる、元気がなくなる、嘔吐や甲高い泣き声、落陽現象などがみられる。

> **コメント**
> **母乳性黄疸**：母乳栄養において新生児の一部に認められる遷延性黄疸であり、良性である。母乳中の成分が腸肝循環を亢進させ、遷延性黄疸の原因と考えられている。必ずしも母乳栄養を中断する必要はない。

> **コメント**
> **落陽現象**：両側の眼球が不随意に下方へ移動し、瞳孔が下眼瞼に隠れて、太陽が沈むときの様子に似た状態になる。核黄疸や水頭症でみられる。

黄疸のケア

1 光線療法
作用機序
- 光照射により皮膚や皮下に存在するビリルビンに光エネルギーが作用し、水溶性の物質に変化し、胆汁や尿へ排泄される。

2 光線療法の適応基準
- 治療開始基準には村田の基準（図Ⅱ-F-4）[3]や中村の基準（表Ⅱ-F-1）[4]などがある。

3 光線療法時の看護のポイント
◉確実な照射
- 光線療法の効果は、光エネルギーの強さや照射面積に比例し、光線からの距離に反比例する。
- 一般的に約50cm上方から照射できるよう調節する。
- 光線の照射面積が広くなるよう、おむつ以外は裸の状態にする。
- 光線療法の光エネルギーによる作用は、皮膚、皮下、毛細血管で起こるため、体位変換を行い全身に光があたるようにする。

◉アイマスクの装着
- アイマスクは網膜保護のために着用する。
- 装着状況を定期的に確認する。
- 眼脂や眼の圧迫に注意する。
- 鼻の圧迫による呼吸障害に注意する。

◉生殖器遮光の実施
- 性腺保護のため、おむつをあて生殖器の遮光をする。必要に応じて

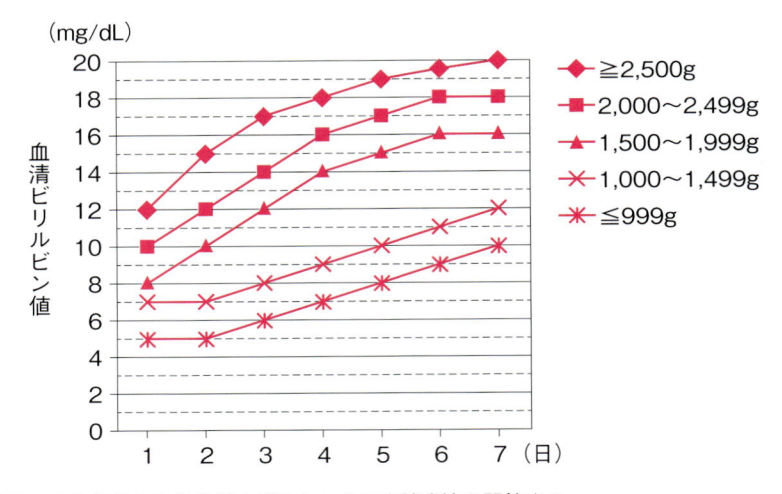

注1：日齢、出生体重から基準線を超えたときに光線療法を開始する
注2：下記の核黄疸発症の危険因子がある場合には1段低い基準線を超えたときに光線療法を考慮する
- 周生期仮死（5分後アプガースコア＜3）
- 呼吸窮迫（PaO₂≦40mmHgが2時間以上持続）
- アシドーシス（pH≦7.15）
- 低体温（直腸温＜35℃が1時間以上持続）
- 低蛋白血症（血清蛋白≦4.0g/dLまたは血清アルブミン≦2.5g/dL）
- 低血糖
- 溶血
- 敗血症を含む中枢神経系の異常徴候

注3：日齢における開始基準値よりも2～3mg/dL低くなった場合は中止する

図 II-F-4　光線療法の開始基準

（村田文也：治療手技，光線療法．多田裕，村田文也・著，臨床新生児ハンドブック，第4版，金原出版，東京，1992，p257．より引用）

表 II-F-1　総ビリルビン値による治療開始基準（mg/dL）

出生体重	＜24時間 光線療法/ 交換輸血	＜48時間 光線療法/ 交換輸血	＜72時間 光線療法/ 交換輸血	＜96時間 光線療法/ 交換輸血	＜120時間 光線療法/ 交換輸血	＞5日 光線療法/ 交換輸血
＜1,000g	5/8	6/10	6/12	8/12	8/15	10/15
＜1,500g	6/10	8/12	8/15	10/15	10/18	12/18
＜2,500g	8/10	10/15	12/18	15/20	15/20	15/20
≧2,500g	10/12	12/18	15/20	18/22	18/25	18/25

（中村肇：高ビリルビン血症の管理．神戸大学医学部小児科・編，未熟児新生児の管理，新版，日本小児医事出版社，東京，2000，pp225-240．より引用）

遮光カバーの使用を考慮する。

● SpO₂センサーにもカバーをつける
- 光によるセンサーの感知不良を防ぐため遮光カバーを装着する。

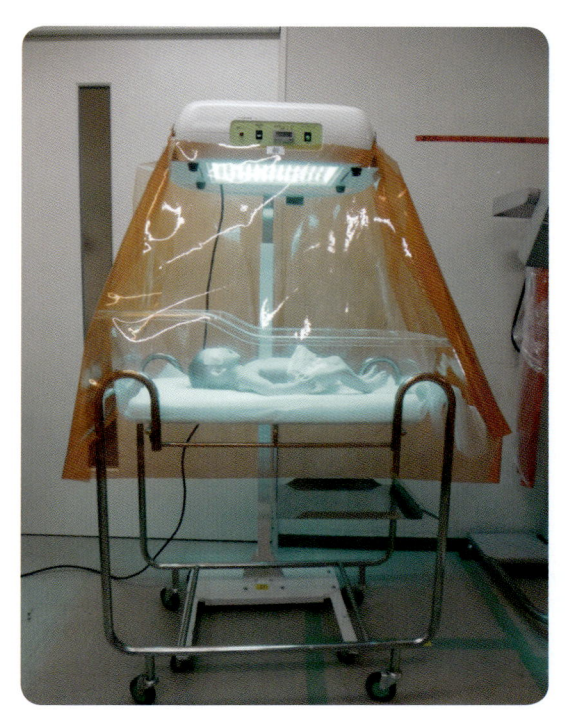

写真 Ⅱ-F-1 LEDを用いた光線療法器
（上から照射するタイプ）

治療中のケア

◉輸液管理
- 光線療法中は不感蒸泄の増加から水分バランスが崩れやすい。
- 体重の変化や尿量の減少に注意する。

◉体温管理
- LEDライトの場合（**写真Ⅱ-F-1**）は、光輻射熱が少ないため体温変動をきたしにくいとされているが、定期的に体温測定しながら温度調整を行う。
- 光線療法の開始前、開始して1時間後、光線療法終了時、終了して1時間後など体温の変化を継続的に観察する。

◉排泄物の色調や性状の観察
- ビリルビン排泄の潜在的な副作用に下痢・軟便がある。

◉排便のコントロール
- ビリルビンの排泄が促されるよう排便のコントロール（浣腸や肛門刺激）を行う。

◉面会時の配慮
- 光線療法をいったん中止する。
- 授乳の際はアイマスクを外す。

◉**両親とのかかわり**
- 光線療法終了後もリバウンドがあり、再開や終了を繰り返すことがある旨を事前に説明しておくことで、両親の心理的不安が軽減される。
- 母乳は中止しなくてもよいことを説明する。

光線療法の副作用
- ブロンズベビー症候群：直接ビリルビンが上昇するために起こる。皮膚の色や血清がブロンズ色になる。
- 下痢
- 皮疹（発疹）

■文献
1) 長田郁夫，堂本友恒，村上潤：黄疸．小児看護 34 (11)：1487-1492, 2011.
2) 仁志田博司：黄疸の基礎と臨床．新生児学入門，第4版，医学書院，東京，2012, pp305-307.
3) 村田文也：治療手技，光線療法．多田裕，村田文也・著，臨床新生児ハンドブック，第4版，金原出版，東京，1992, p257.
4) 中村肇：高ビリルビン血症の管理．神戸大学医学部小児科・編，未熟児新生児の管理，新版，日本小児医事出版社，東京，2000, pp225-240.

（関　正節，山本晃子）

G 未熟な皮膚

看護ケアの目標

□皮膚損傷を予防する。

新生児の特徴

□皮膚が脆弱であり、早産児ほど皮膚が未熟である。
□皮膚と皮膚との密着部が多く、皮膚の密着部は浸軟しやすい。
□皮膚のバリア機能が未熟なため、皮膚の損傷から重篤な感染症に移行するリスクがある。

> **キーワード**
>
> **脆弱**：脆くて弱い、つまり皮膚であれば何らかの原因でバリア機能が弱く、刺激によって障害を受けやすい状態をさす。
> **浸軟**：過剰な湿潤環境によって皮膚がふやけた状態。浸軟した皮膚は角質のバリア機能も低下している。

未熟な皮膚を守るケアのために必要な知識

1 皮膚の構造と機能

- 皮膚は、表皮・真皮・皮下組織の3層から構成されている（図Ⅱ-G-1）。

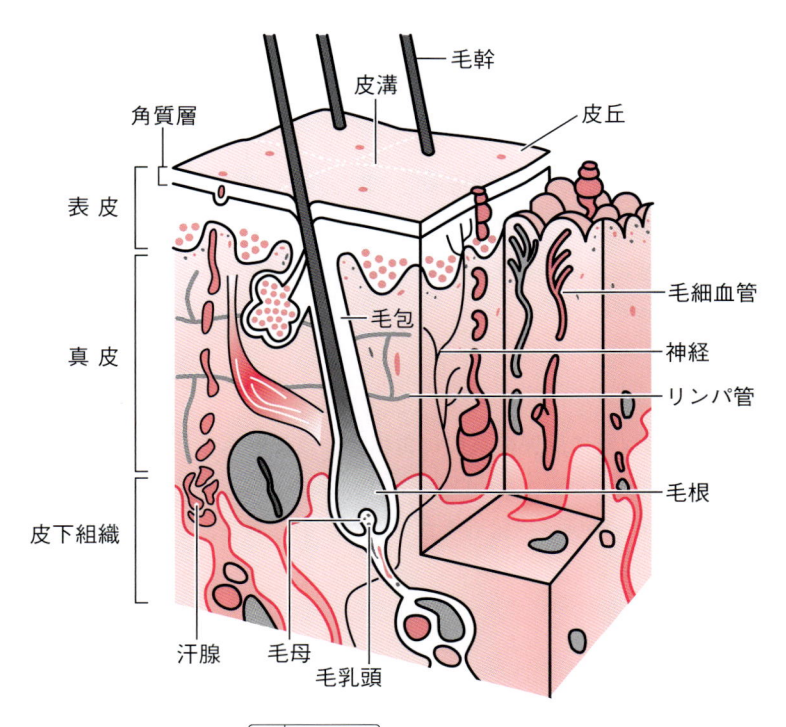

図 Ⅱ-G-1 皮膚の構造

- 真皮と皮下組織には、皮膚付属器、血管、リンパ管、神経、平滑筋が存在している。
- 皮膚の機能には、①保護作用（対外保護作用・体内保護作用）、②体温調節作用、③知覚作用、④分泌作用、⑤呼吸作用、⑥吸収作用などがある。

> **コメント**
> 皮膚付属器：毛、爪、皮脂腺、汗腺がある。

> **コメント**
> 対外保護作用：
> ①外力に対するクッションの役割
> ②皮膚の治癒力、再生力
> ③化学的刺激から皮膚を守る（皮脂膜、アルカリ中和能）
> ④微生物の発育を阻止する（酸外套）
> ⑤紫外線の吸収（ケラチン）
> 体内保護作用：免疫体の産生（予防接種）。

2 未熟な新生児の皮膚

角質層が未熟

- 表皮の外層にある角質層は、水分や化学物質の浸入防止、体内の水分や熱喪失防止、細菌の発育阻止といったバリア機能を備えている。
- 角質層のケラチン蛋白は、摩擦・圧迫の緩和に関与している。
- 角質層は、成人や正期産児で10〜20層あるといわれるが、在胎30週以前の新生児で2〜3層、在胎24週以前ではまったくないこともある[1)2)]。
- 早産ほど角質層は未熟である。
  ①皮膚からの水分・熱喪失が大きい。
  ②細菌・ウイルス、有害物質に対するバリア機能が低い。
  ③経皮吸収機能は高い。
- 早産児の角質層のバリア機能は日齢10〜14の間に急速に発達し[3)4)]、在胎27週以前の新生児ではよりゆっくり発達する[5)]。
- 皮膚からの水分喪失や角質層の厚さは、在胎30〜32週の間に成人レベルまで成熟する[6)]。

> **キーワード**
> 経皮吸収：皮膚から物質を吸収すること。

表皮と真皮間の結合力が弱い

- 早産児ほど表皮と真皮の接合部の結合が弱い。
- 粘着力の強い医療用粘着テープ（以下、テープ）では、テープと表皮の接着のほうが、表皮と真皮の接合よりも強いためテープを剥がすときに表皮剥離を起こしやすい。

真皮が未熟

- コラーゲンは在胎28週以降に胎児の真皮に蓄積し、真皮内への体液貯留を防ぐ。
- 早産児の真皮はコラーゲンや弾性繊維も少ないため、引っ張る力を加えると水疱などができやすい[7)]。

> **コメント**
> コラーゲン：線維状の蛋白質であり、皮膚の張りを保つ。

皮膚のpHがアルカリ性

- 健康な皮膚表面は弱酸性であり、細菌やウイルスを繁殖させないようにはたらく（酸外套）。

- 出生直後の皮膚のpHは6.0前後のアルカリ性で、日齢とともに弱酸性に傾く。
- pHが5以下（弱酸性）になるまでには、正期産児で約4日間かかり[8]、在胎24〜34週の早産児で21日間かかる[9]。

皮膚を守るケア

1 皮膚の観察と評価

- 日常のケアでは、新生児の皮膚損傷の発生リスクが高い部位（図Ⅱ-G-2）の観察と評価を行うことで、皮膚損傷の早期発見に努める。
- 新生児は自分から痛みや痒みを訴えられず、感染症に至った場合には重症化するため、最低でも8時間に1回以上は皮膚損傷の発生リスクが高い部位を観察する。
- 皮膚状態を継続的に観察するための一例として、米国新生児看護学会（AWHONN）のneonatal skin condition score（表Ⅱ-G-1）[10]を紹介する。このスケールでは「乾燥」「紅斑」「損傷・擦過」の3項目を点数化し、観察・評価に用いる。

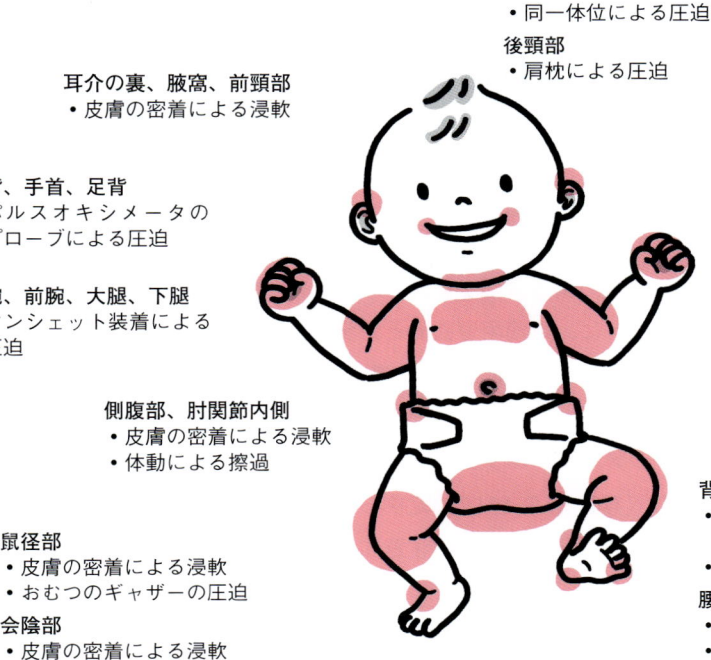

後頭部
- 同一体位による圧迫

後頸部
- 肩枕による圧迫

耳介の裏、腋窩、前頸部
- 皮膚の密着による浸軟

口角、頬部
- 気管挿管チューブ・胃管固定による圧迫・圧痕
- テープの剥離刺激
- 流涎による接触性皮膚炎

手背、手首、足背
- パルスオキシメータのプローブによる圧迫

上腕、前腕、大腿、下腿
- マンシェット装着による圧迫

胸部、背部
- 心電図モニターの電極の剥離による機械的刺激
- 経皮ガスモニター装着による低温熱傷、剥離刺激

側腹部、肘関節内側
- 皮膚の密着による浸軟
- 体動による擦過

臍周囲
- 臍周囲の湿潤による浸軟
- 臍周囲の発赤

背部
- 湿潤した皮膚と寝具の蒸れによる浸軟
- 体動による擦過

鼠径部
- 皮膚の密着による浸軟
- おむつのギャザーの圧迫

会陰部
- 皮膚の密着による浸軟
- おむつ着用による浸軟・擦過
- 排泄物汚染による接触性皮膚炎

踵部
- シーネの圧迫

腰部
- おむつ着用による浸軟
- おむつの腰周りのギャザーによる圧迫・摩擦
- おむつ交換や体動による擦過

図 Ⅱ-G-2　皮膚損傷の発生リスクが高い部位

表 Ⅱ-G-1　neonatal skin condition score

乾　燥	①正常、乾燥の徴候なし ②乾燥した皮膚、目に見える傷がある ③きわめて乾燥した皮膚、ひび割れ、亀裂あり
紅　斑	①紅斑なし ②目に見える紅斑：身体の表面50％未満 ③目に見える紅斑：身体の表面50％以上
損傷・擦過	①なし ②小さく集中した範囲 ③広範囲

〔Association of Women's Health, Obstetric and Neonatal Nurses（AWHONN）: Assessment and care of the late preterm infant. Evidence-based clinical practice guideline, Washington, 2010, p57. より改変〕

2 皮膚の清潔

- 全身状態が安定せず、皮膚も成熟していない新生児では、部分洗浄または部分清拭を行う。
- 洗浄剤はよく泡立てて使う。
- バリア機能が成熟する修正週数32週前後までは、経皮吸収の影響も考えて、洗浄剤の使用を控えることが望ましい。
- 全身状態や体温の安定した、在胎（修正）30～32週の新生児では、沐浴が可能である。

3 医療機器類の圧迫による皮膚損傷の予防

- NICUに入院する新生児は、人工呼吸器・各種モニター・点滴・胃管など、さまざま医療機器類を装着することも多く、それらは皮膚損傷の原因になり得る。
- チューブやコードは、新生児の動きで引っ張られないよう余裕をもたせて配置し、体幹の下に潜り込まないよう管理する。
- 医療機器類が皮膚を圧迫しないように、点滴用留置針とカテーテルの接続部などの硬い部分は、テープで全周を覆って固定する（図Ⅱ-G-3）。
- 皮膚が成熟したら、パルスオキシメーターのプローブはテープや自着性弾力包帯（3M™ コーバン™）（写真Ⅱ-G-1）で固定するが、引っ張りながら巻いて固定すると皮膚に圧迫が加わるため注意する。
- プローブのコードが引っ張られると、プローブの縁にテンションが加わり皮膚損傷をまねくため（写真Ⅱ-G-2）、体動が激しい新生児ではプローブとコードを2カ所で固定し（図Ⅱ-G-4）、1カ所に圧迫が加わらないような工夫も必要である。

ポイント
部分洗浄、部分清拭：皮膚と皮膚が密着し、浸潤しやすい汚れやすい部分（頸の回り、腋窩、肘の内側、手のひら、鼠径部、膝の裏）を中心に行う。

コメント
洗浄剤：新生児の皮膚のpHと同じ弱酸性のもので、香料などの添加物が入っていないものがよい。

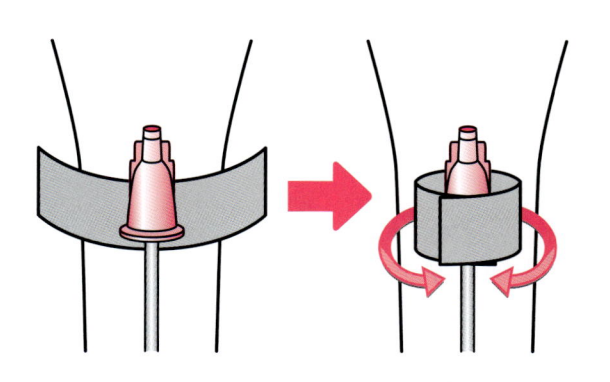

接続部の硬い部分をテープで全周を覆って固定すると、皮膚への圧迫を防ぐことができる

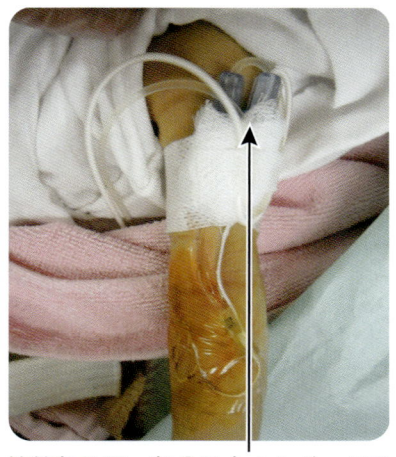

接続部の硬い部分は小さなガーゼで包んでからテープで固定する

図 Ⅱ-G-3 点滴用留置針とカテーテルの接続部などの硬い部分による皮膚の圧迫防止の工夫

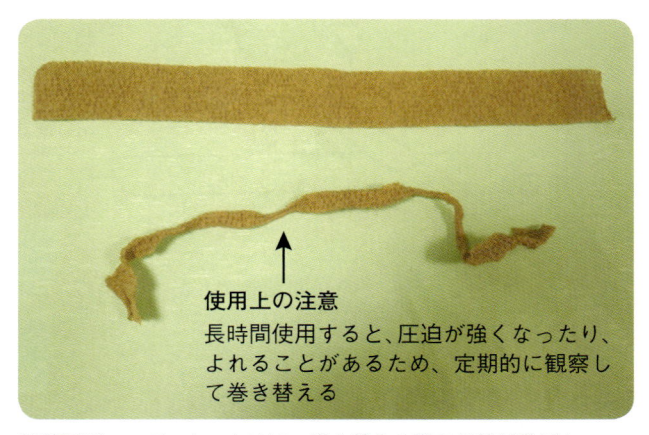

使用上の注意
長時間使用すると、圧迫が強くなったり、よれることがあるため、定期的に観察して巻き替える

粘着剤がついていないために、巻き替える際の剥離刺激がない

写真 Ⅱ-G-1 自着性弾力包帯

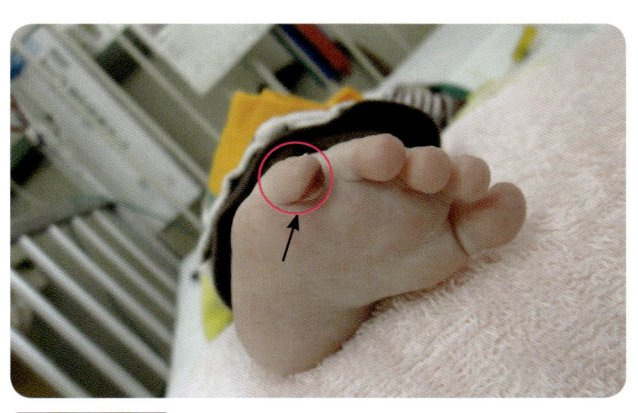

写真 Ⅱ-G-2 パルスオキシメーターのプローブの縁にテンションが加わって発生した皮膚損傷（圧痕）

Ⅱ 新生児の身体とケア

パルスオキシメーターの
プローブのコード

激しい体動の新生児では、プローブの片側の縁にテンションが加わらないようテープか自着性弾力包帯で、2カ所を固定

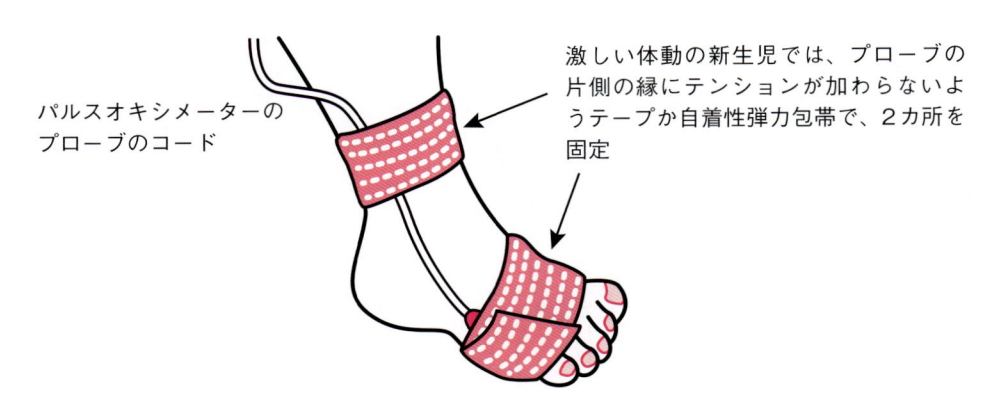

図 Ⅱ-G-4　体動の激しい新生児のパルスオキシメーターのプローブの固定

指から熱と圧力がテープに伝わり、粘着剤が皮膚になじみやすくなる

貼ったテープの上から指でやさしく押さえる

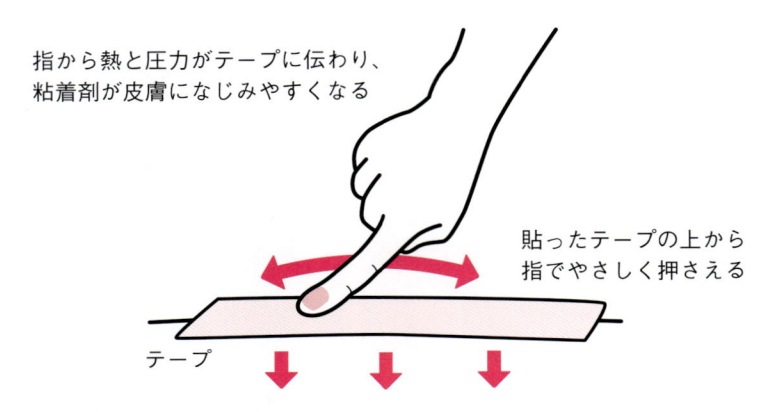

テープ

図 Ⅱ-G-5　貼付したテープの初期粘着力があがる貼り方のコツ

❹ テープ・粘着物による皮膚損傷の予防

- テープは、貼付面を必要最小限の大きさに切って使用する。
- テープを小さく切ることで固定性は低下するが、剥離時の機械的刺激の軽減や浸軟の予防につながる。
- 貼付したテープの初期粘着力を上げるには、貼付直後にテープの上から指でやさしく押さえるとよい（図Ⅱ-G-5）。
- チューブを固定するテープは、Ω（オメガ）貼りやα（アルファ）貼りをすると固定力が増すとともに、チューブによる皮膚への圧迫を防ぐことができる（図Ⅱ-G-6）。
- 気管挿管チューブの固定など、粘着力の強いテープを使用せざるを得ない場合は、皮膚に非アルコール性の皮膚被膜剤を塗布した上から、テープを貼付する。
- 非アルコール性の剥離剤は、テープと皮膚の間に滑り込ませるようにして溶剤を浸透させ、テープを浮かすように剥離するとよい（図Ⅱ-G-7）。

コメント

【テープ選び】
①粘着せずに固定する場合：3M™コーバン™は自着性弾力包帯でパルスオキシメータのプローブの固定などで用いる。
②唾液が多い新生児の口周囲の固定の場合：3M™マルチポア™ドライサージカルテープは速乾性がある。ただし、粘着力が強いので、テープを剥離する際は皮膚損傷を予防するために剥離剤を用いて、愛護的にゆっくりと剥離する。
③浮腫などで剥離による皮膚損傷が危惧される場合：ニチバンスキナゲート®は柔らかい素材で剥離力が弱い。

皮膚とチューブが離れるように、チューブの周囲にテープを沿わせて貼る

Ω（オメガ）貼り　　α（アルファ）貼り

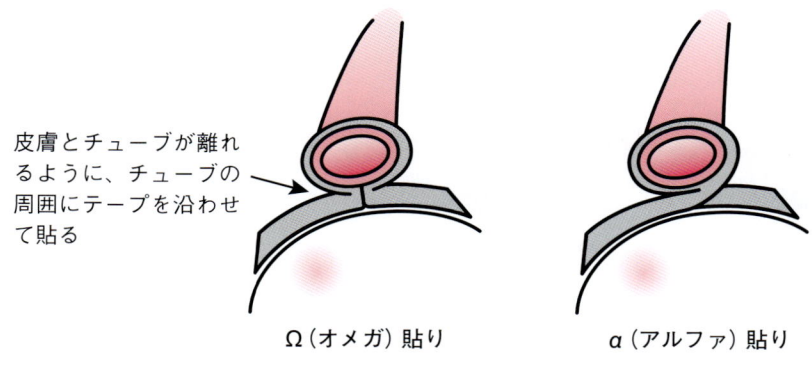

安全確保のために確実にチューブを固定する必要がある。固定する部位や新生児の体動に合わせてテープの貼り方を検討する。

図 Ⅱ-G-6　正しいΩ（オメガ）貼りとα（アルファ）貼りの方法

テープと皮膚の間に剝離剤を滑り込ませるようにして溶剤を浸透させると、テープが浮いてきて、やさしく剝がすことができる

テープ　　剝離剤

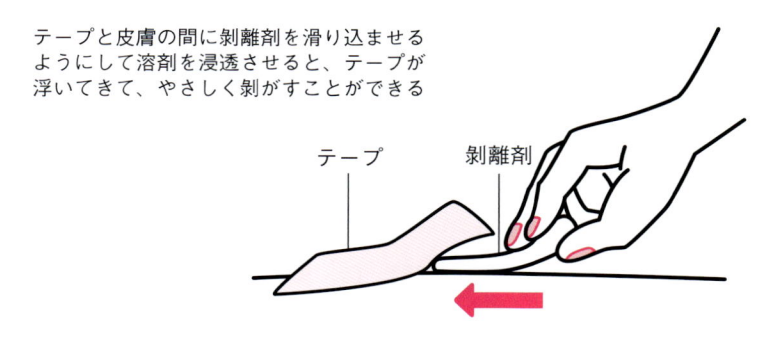

図 Ⅱ-G-7　非アルコール性剝離剤の使用方法

- テープ剝離後は、皮膚を愛護的に清拭し剝離剤を除去する。
- 皮膚にテープを再貼付する場合には、できるだけ貼付部位をずらし、同一部位への浸軟や剝離による刺激を避ける。

5 点滴が漏れたときのケア

- 点滴漏れが生じた場合、一見治癒したように見えても、成長にともなう皮膚の成熟や皮下脂肪の増加によって瘢痕化が目立ってくることがある。
- 点滴漏れが起こったときのケアは、組織の損傷の深さによって対応が異なる。看護師の判断で処置をすることは危険であるため、すみやかに主治医に報告し、必要であれば形成外科医や皮膚科医に相談する。

6 亜鉛欠乏の新生児のケア

- 在胎28週以降に脂肪や亜鉛が胎児の体内に蓄積される。

Ⅱ 新生児の身体とケア

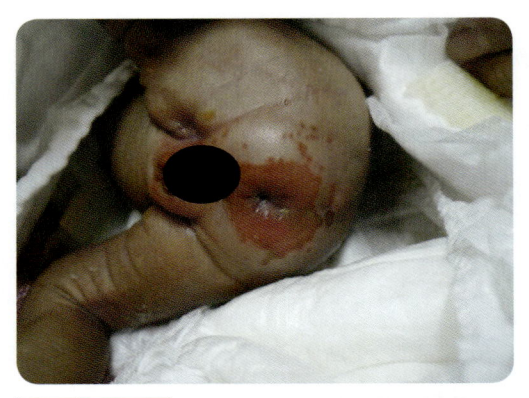

写真 Ⅱ-G-3　亜鉛欠乏による肛門周囲の紅斑

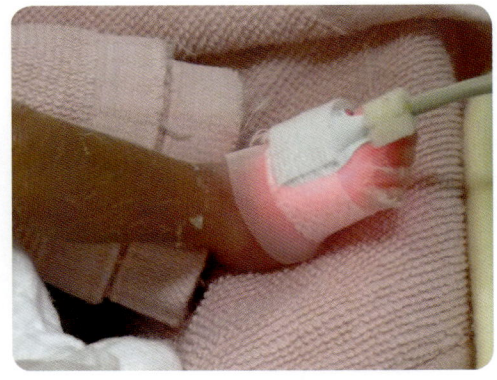

写真 Ⅱ-G-4　非固着性シリコンガーゼを用いた、パルスオキシメーターのプローブの固定

- 必須脂肪酸の減少が重篤な場合には、頸部・鼠径部・肛門周囲の表皮剥離や炎症をきたし、さらには血小板の減少や止血機能の悪化をきたすこともある[11]。
- 亜鉛欠乏により、テープなどの粘着物を剥離した際、紅斑、頸部・鼠径部・口周囲・肛門周囲の炎症をきたす[12]。
- 亜鉛欠乏を疑う特徴的な所見は、開口部（肛門、口、鼻腔、耳など）の周囲に生じる皮膚炎である（写真Ⅱ-G-3）。

7 在胎22〜25週で生まれた新生児のケア

- 皮膚は粘膜のようにきわめて脆弱である。
- 皮膚が成熟するまで、心電図モニターの電極を貼らないこともあるが、貼る場合は小さい電極を使用する。
- パルスオキシメーターのプローブなどは、小さなガーゼや非固着性シリコンガーゼ（トレックス®ガーゼ）を皮膚とプローブの間に挟んで、その上からテープで固定し（写真Ⅱ-G-4）、3時間ごとに巻き替える。
- 寝具は、皮膚への固着や、皮膚と寝具との摩擦が起こりにくい素材を使用する。例えばポリウレタンフォーム（ハイドロサイト®プラス）は、皮膚に固着せず皮膚が浸軟しないという特徴があり、体幹の下に敷く方法もある[10]（写真Ⅱ-G-5）。
- 皮膚感染症で多いものは真菌感染であり、皮膚密着部や陰部・殿部など浸軟する部位に紅斑・びらんと、湿潤した鱗屑がみられることがある（写真Ⅱ-G-6）。

コメント

亜鉛欠乏による皮膚炎：
亜鉛欠乏の診断には血液検査が必要となり、本症が疑われる場合には医師に相談する。皮膚炎はスキンケア用品のみでは改善せず、皮膚炎に疼痛をともなっていなければ、スキンケア用品の使用は必要ない。血中亜鉛が低値の場合、亜鉛を投与すると皮膚炎は改善する。

ポイント

皮膚への固着や、皮膚と寝具との摩擦の予防：
①クベース用体圧分散寝具
②人工ムートン
③非固着性シリコンガーゼ
④ポリウレタンフォーム
上記を単独または適宜組み合わせる。

ポイント

ハイドロサイト®プラス：
非固着性ポリウレタンの皮膚接触面、吸湿性の高い親水性ポリウレタンフォーム層、防水性のある背面フィルムの3層構造からなり、吸水した滲出液を皮膚に戻さないため、超低出生体重児の粘膜のような皮膚表面の湿潤を適度に管理できる。

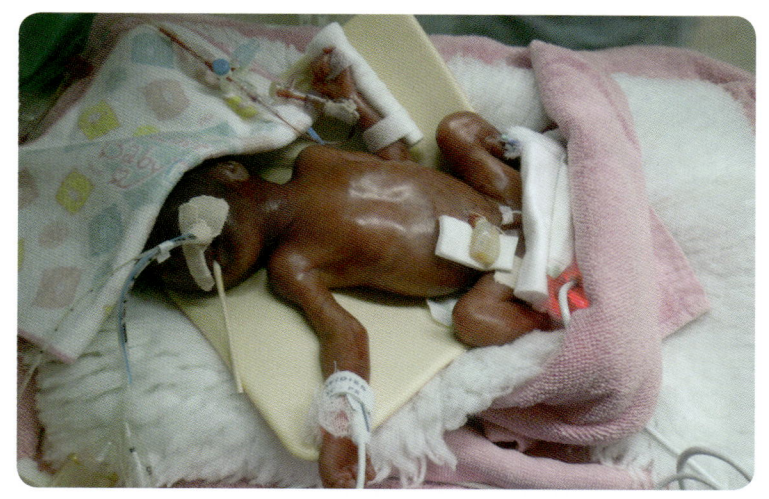

正方形のポリウレタンフォームを菱形に敷くことで、超低出生体重児の身体が全部乗る。ポリウレタンフォームの表裏を間違えないで敷く（皮膚接触面はクリーム色のポリウレタンフォームとなる）

写真 Ⅱ-G-5 ポリウレタンフォームを使用する際のポイント

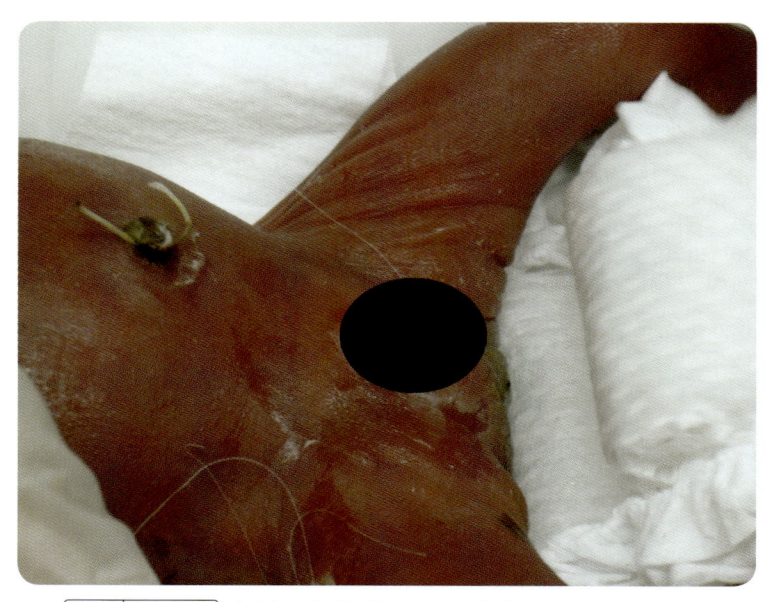

写真 Ⅱ-G-6 超低出生体重児のカンジダ皮膚感染症の所見

8 皮膚損傷部のケア

- 局所および全身の感染徴候の有無、損傷のサイズ・深さ、滲出液の量や性状などを観察する。
- 一見治癒したように見える損傷部も、成長・発達にともない、瘢痕が目立ってくることもあるため、数カ月単位で経過を観察する必要がある。

- 皮膚損傷によっては新生児に痛みがともなうため、「NICUに入院している新生児の痛みのケアガイドライン」[13]を参照し、創傷ケアは2名のスタッフで行う。疼痛が強いと判断した場合には、医師と鎮痛薬の使用を検討する。

■文献

1) Evans NJ, Rutter N：Development of the epidermis in the newborn. Biol Neonate 49(2)：74-80, 1986.
2) Sedin G, Hammarlund K, Nilsson GE, et al：Measurement of transepidermal water loss in newborn infants. Clin Perinatol 12(1)：79-99, 1985.
3) Nonato LB, et al：Evolution of skin barrier function in neonates. Unpublished doctoral dissertation, University of California, Berkeley. UMI Publication Number AAT 9827176, 1988.
4) Kalia, YN, Nonato LB, Lund CH, et al：Development of skin barrier function in premature infants. J Invest Dermatol 111(2)：320-326, 1998.
5) Holbrook KA：A Histological Comparison of Infant and Adult Skin. Maibach HI, Boisits EK, ed, Neonatal Skin；Structure and Function, Dekker, New York, 1982, pp3-31.
6) Dietel K：Morphological and Functional Development of the Skin. Stave U, Perinatal Physiology, Plenum Medical, New York, 1978, pp761-773.
7) Peck SM, Botwinick IS：The buffering capacity of infants' skins against an alkaline soap and a neutral detergent. J Mt Sinai Hosp NY 31：134-137, 1964.
8) Fox C, Nelson D, Wareham J：The timing of skin acidification in very low birth weight infants. J Perinatol 18(4)：272-275, 1998.
9) Friedman Z：Essential fatty acids revisited. Am J Dis Child 134(4)：397-408, 1980.
10) Association of Women's Health, Obstetric and Neonatal Nurses（AWHDNN）：Assessment and care of the late preterm infant. Evidence-based clinical practice guideline, Washington, 2010, p57.
11) Esterly N, et al：Neonatal skin problems. Moschella SL, Hurley HJ, ed, Dermatology, 2nd ed, Saunders, Philadelphia, 1985, pp1882-1903.
12) 板橋家頭夫，上谷良行，小川雄之亮：極低出生体重児の亜鉛欠乏に関する前方視的検討. 日本新生児学会雑誌 37(2)：186, 2001.
13) 「新生児の痛みの軽減を目指したケア」ガイドラン作成委員会：NICUに入院している新生児の痛みのケアガイドライン. 2014.
http：//jsnhd.or.jp/pdf/gl20150120nicu.pdf

（山﨑紀江）

H 活動する・眠る

看護ケアの目標
□睡眠覚醒リズムを妨げず、成長・発達を支える。

新生児の特徴
□睡眠覚醒のリズムができていない。
□外界からの刺激（p71参照）に適応することが難しい。

睡眠覚醒リズムを妨げないために必要な知識

1 睡 眠
- 睡眠には、レム睡眠（動睡眠）とノンレム睡眠（静睡眠）、その中間の不定睡眠がある。
- レム睡眠は、左右方向に繰り返し起こる早い眼球運動（レム）をともなうことを特徴とする。手足はだらっとしており、顎の筋肉はゆるんでいるが、血圧、心拍数、呼吸数は不規則に変動している。夢をみることが多い。
- ノンレム睡眠では、自律神経機能は交感神経の活動が低下し、心拍や呼吸数の減少など、副交感神経優位となる。成長ホルモンが分泌される。
- 新生児は、短い周期で睡眠と覚醒を繰り返し、1回の平均睡眠時間は、数十分～3時間である。
- 新生児の1日の総睡眠時間は14～16時間前後である[1]。

2 覚 醒
- 新生児は、生後1カ月くらいまでは、睡眠と覚醒を短い周期で繰り返す。生後2カ月ころから、昼間に覚醒する時間が長くなる。

3 新生児は睡眠覚醒リズムの発達途中にある
- 睡眠覚醒リズムは、胎児期から乳幼児期にかけて、中枢神経系の発達、明暗環境、食事や生活リズムなどが関与し形成されていく（表Ⅱ-H-1）。

キーワード

成長ホルモン：下垂体前葉ホルモンの一つ。糖・蛋白質・脂質などの代謝、成長、疲労回復に関与している。睡眠依存性の強いホルモンで、入眠早期に分泌される。

表 II-H-1　睡眠に関する胎児期の発達

在胎週数	成長・発達
16週	眼球運動がみられはじめる
24〜27週	睡眠覚醒リズムの中枢である視交叉上核が出現する
28週	胎動の休止期が明確になる（レム睡眠の原型）
30週	対光反射は弱く、32週未満の新生児の眼瞼は薄い
32週	交感神経の活動は、正期産児と近い発達をしている 副交感神経の活動は、32週ころより認められる
36週過ぎ	副交感神経の活動は、正期産児に近い発達をしている 比較的安定したレム睡眠・ノンレム睡眠のリズムが確立する

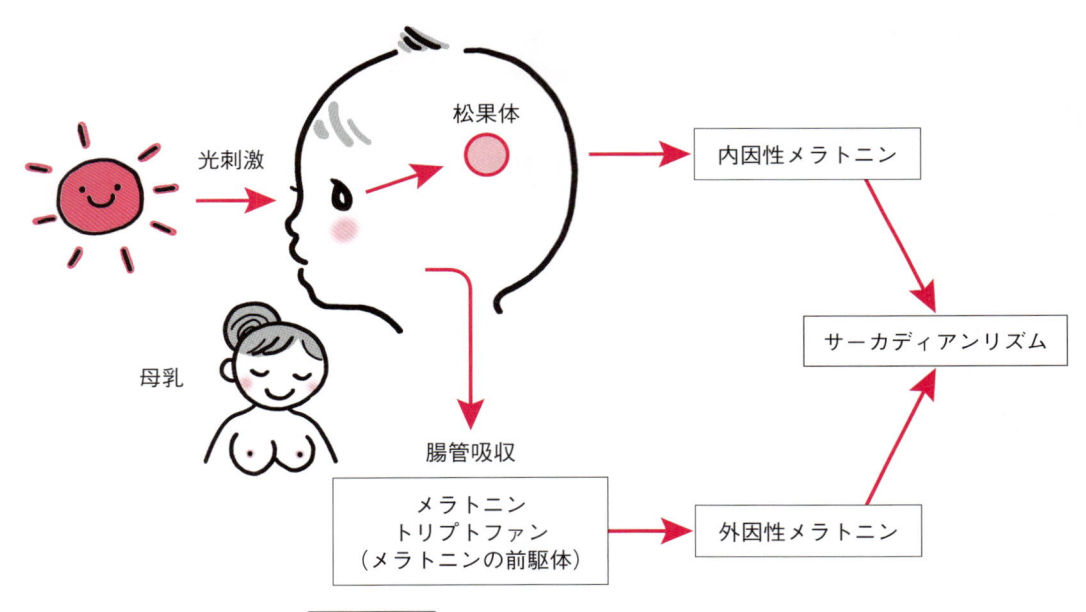

図 II-H-1　メラトニンとサーカディアンリズム

〔清水正樹：睡眠リズムはどのように確立されるの？．周産期医学 31（7）：946-948，2001．をもとに作成〕

- サーカディアンリズム（概日リズム）とは、約24時間周期の生体リズムのことで、メラトニンや副腎皮質ホルモン、成長ホルモンなどが関与している（図II-H-1）[2]。
- サーカディアンリズムが整うためには、「明暗周期をつける」「食事」「親の生活リズム」などの育児環境を整えることが重要である。
- 正期産児では生後2カ月ころから昼夜のリズムに同調し、サーカディアンリズムがつくられはじめる。

キーワード

メラトニン：トリプトファンから合成されるアミンの一種。光刺激によって合成や分泌が制御されている。

- メラトニンには内因性メラトニンと外因性メラトニンがある。
- 副腎皮質ホルモンは朝に最高値となり、覚醒につながる。日中に徐々に下降し、睡眠中に最低となる。

4 患者背景やNICUの環境が、睡眠を妨害する可能性がある

NICUに入院する新生児

出生時の状態や病態により、睡眠覚醒リズムの正常な発達が妨げられる可能性がある。

◉超低出生体重児
- 身体的・生理的に未熟な状態で出生する。
- 早産により、経胎盤的メラトニンが途絶える。
- 子宮外環境において、中枢神経系や視覚系などが発達する必要がある。

◉集中治療が必要
- 疾病や救命のために治療や処置が不可欠である。
- 病態や治療が睡眠覚醒リズムに影響する。
- 薬剤投与による鎮静が行われる場合がある。
- 手術や処置などによる侵襲・疼痛がともなう。

NICUの環境

NICUは、家庭環境にはない光・音環境に加え、医療処置やケアが多い。

- 可能な範囲で光調整を行っていても、処置などのために突発的な光刺激を受けることがある。
- モニターのアラーム音や医療従事者の話し声、他児の泣き声にさらされることがある。

5 子どもの睡眠が妨げられ、リズムが確立しない場合

- ストレスが加わると副腎皮質ホルモンの分泌が高まり覚醒につながる。そのため、ストレスにさらされない配慮を行う必要がある。
- 睡眠中に分泌が促進される成長ホルモンは、成長、疲労回復に関与する。そのため、睡眠が妨げられると、体重増加不良など成長・発達に影響する可能性がある。
- 昼夜逆転の睡眠覚醒リズムに陥る可能性がある。
- 将来的に、情緒・自律神経の発達に影響する可能性がある。サーカディアンリズムが身につくことは、親子関係の成立、環境順応性の確立、大脳の左右機能分化の発達につながる[3]。

キーワード

内因性メラトニン：光刺激が網膜から視交叉上核を介し松果体に入り、合成が促進される。朝に光刺激を受けるとメラトニンの分泌量は低下し、夜暗くなると分泌量が増加する。

外因性メラトニン：母乳や人工乳に含まれるメラトニン（またはトリプトファン）のことで、腸管から吸収される。母乳のほうがより多く含まれているため、人工栄養児より睡眠リズムがつくりやすいと考えられている。

ポイント

情緒・自律神経の発達：生後3～4カ月ころまでに、睡眠覚醒リズムが確立することが大切である。この時期にサーカディアンリズムがきちんと確立できなかったことが原因と考えられる病気の一つに自閉症がある[3]。

図 Ⅱ-H-2　騒音レベル

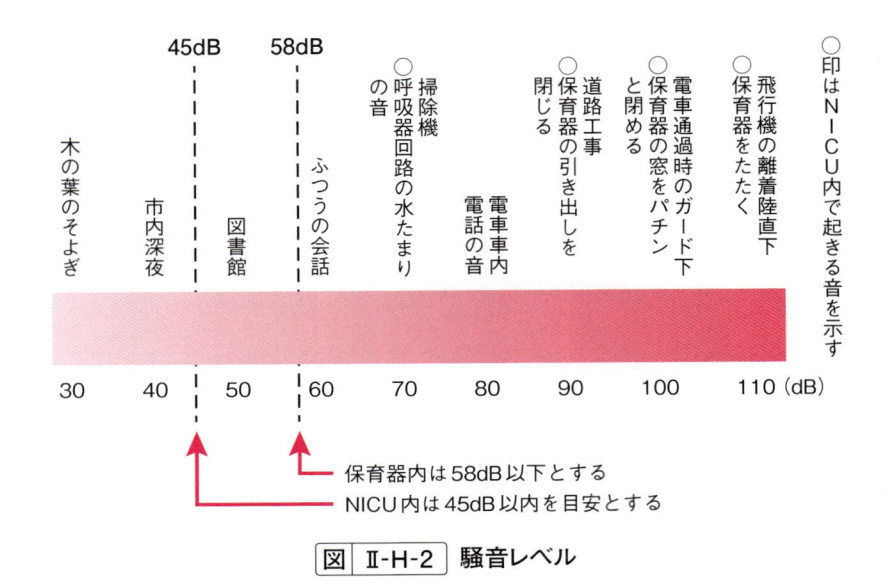

睡眠覚醒リズムを妨げないケア

1 音・光環境を整える

- 話し声や足音を静かにする（米国小児科学会は「NICUにおいて45dBを超すノイズは可能なかぎり避けるべきである」「保育器内は58dB以下とする」[4]としている）（図Ⅱ-H-2）。
- 調光や保育器カバーなどで光刺激を調整する（米国小児科学会は「NICUの照度は100～200 lxとし、昼夜の区別をつけるために暗いときは5 lxとする」[5]としている）。
- 修正30週までは対光反射が弱く、32週未満の新生児の眼瞼は薄く、ほとんど開いているので、光量を制限することができない[6]。

2 ケアパターンの調整

- 睡眠覚醒リズムの形成期であるため、覚醒度を判断しながらケアを行う必要がある（図Ⅱ-H-3）。
- 睡眠覚醒状態を判断し、state 3～5で介入する（p74「図Ⅱ-I-2」参照）。

3 家族と一緒に考える

家族の身体的・精神的状況を把握しながら、子どもの睡眠覚醒リズムに合わせた介入や生活環境を整えることの重要性について、理解を助け、一緒に考える。

ポイント

光刺激の調整：身体的・機能的発育を考慮し、修正32週くらいまでは胎内のように常時、薄暗い環境が望ましく、カメラのフラッシュなども避ける。修正39週以降は、24時間の明暗周期をつけることが睡眠覚醒リズムの発達に重要となる。

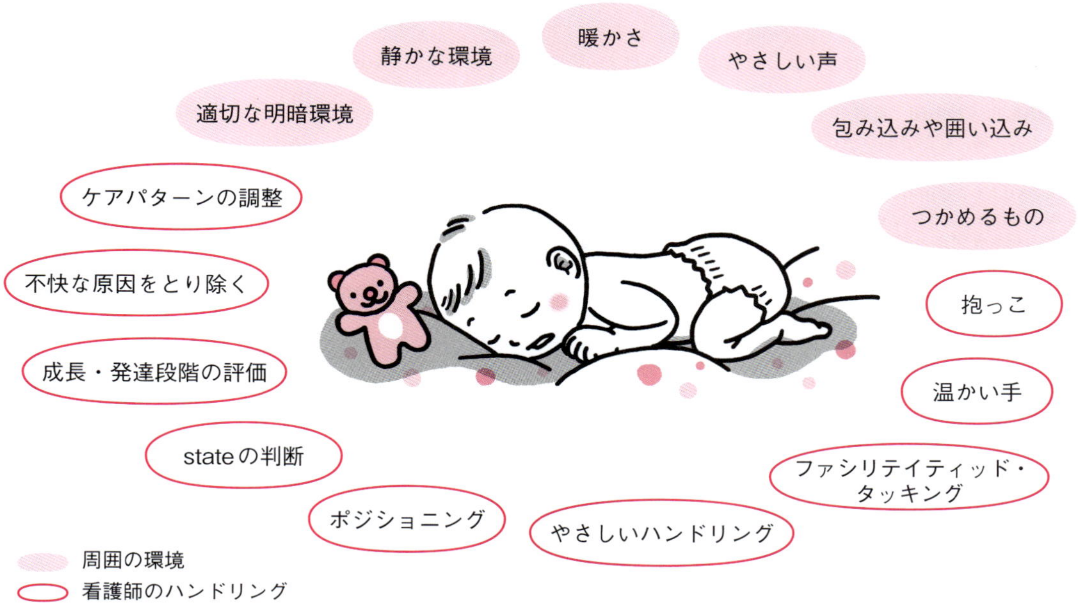

図 Ⅱ-H-3 自己鎮静への支援

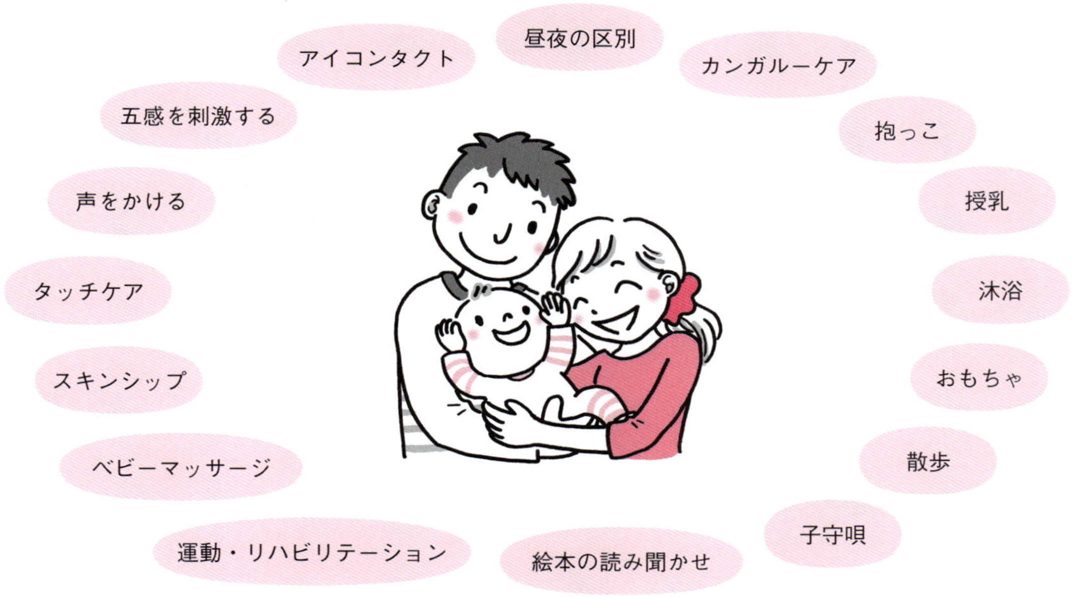

周囲の環境：静かな環境、暖かさ、やさしい声、包み込みや囲い込み、つかめるもの、適切な明暗環境

看護師のハンドリング：ケアパターンの調整、不快な原因をとり除く、成長・発達段階の評価、stateの判断、ポジショニング、やさしいハンドリング、ファシリテイティッド・タッキング、温かい手、抱っこ

図 Ⅱ-H-4 家族による心地よい刺激

アイコンタクト、昼夜の区別、カンガルーケア、抱っこ、授乳、沐浴、おもちゃ、散歩、子守唄、絵本の読み聞かせ、運動・リハビリテーション、ベビーマッサージ、スキンシップ、タッチケア、声をかける、五感を刺激する

4 活動と心地よい刺激

　適切な時期に心地よい刺激が加わることは、睡眠覚醒リズム形成や成長・発達において必要である。心地よい刺激とは、覚醒しているときに、外部からのはたらきかけによって得られる快適な刺激のことである（図Ⅱ-H-4）。

■文献
1) 田中肇，荒木章子：乳幼児の睡眠の実態．小児内科 40（1）：33-36，2008．
2) 清水正樹：睡眠リズムはどのように確立されるの?．周産期医学 31（7）：946-948，2001．
3) 瀬川昌也，神山潤，星野恭子，他：好かれる子を育てる「早起き脳」．こどもの早起きをすすめる会・編，早起き脳が子どもを伸ばす，風讃社，東京，2005，pp81-111．
4) American Academy of Pediatrics.Committee on Environmental Health：Noise：a hazard for the fetus and newborn. Pediatrics 100（4）：724-727，1997．
5) American Academy of Pediatrics：Guidelines for perinatal care. 4th ed, 1997，p47．
6) 堀内勁：光環境と新生児の睡眠．小児内科 40（1）：26-28，2008．

(菅　仁美、田中裕子)

Ⅰ ストレスに対応する

看護ケアの目標

□呼吸・循環を安定させる。
□ストレスを最小限にする。
□発達を促す。

新生児の特徴

□早産児は、外界からの刺激に影響を受けやすい。

ストレスに対応するケアのために必要な知識

1 外界からの刺激

外界からの刺激とは、処置やケアで触られたり、過剰な光や音など、新生児をとりまく人やものなどをいう。

　①環境：明るすぎる光、呼吸器やモニターの音、子宮に比べて硬いベッドなど
　②処置：採血、エコー、聴診、胃チューブ挿入、おむつ交換など
　③　人　：冷たい手、乱暴にふれる、スタッフの会話、足音、保育器の窓を開閉する音など

2 行動発達の組織化モデル

- 新生児の神経学的行動発達は、「自律神経系、運動系、状態調整系（state）、注意/相互作用系・自己調節系」（行動系の4つのサブシステム）から成り立っている（図Ⅱ-Ⅰ-1）[1]。

行動系の4つのサブシステム

◉自律神経系
- 呼吸・循環、代謝、免疫機能など生命を維持するための機能。
- 早産・低出生体重児であるほど、自律神経系が未熟なため、呼吸・消化・体温調節がうまくできない。

◉運動系
- 筋緊張や反射、自動運動を調節するための機能。

> **キーワード**
> 神経学的行動：感情、行動、学習に及ぼす脳の影響。神経学的行動発達はブラゼルトン（Brazelton）が構築した。

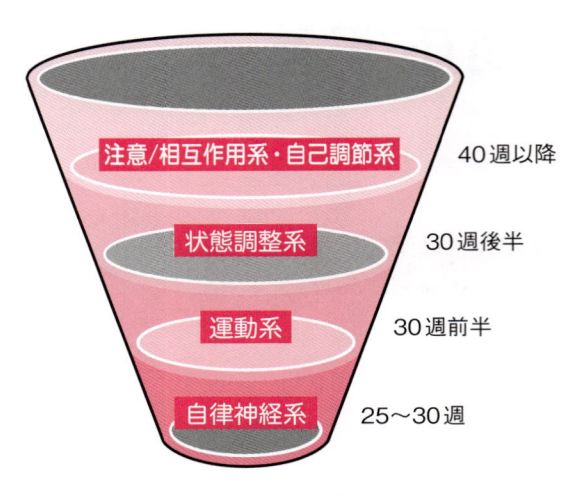

図 II-I-1　新生児の行動系の4つのサブシステム

〔大城昌平：胎児・新生児の神経行動発達とディベロップメンタルケア．日本ディベロップメンタルケア（DC）研究会・編，標準ディベロップメンタルケア，メディカ出版，大阪，2014，p32. より改変〕

- 運動系の未熟さにより、反射が誘発されやすく、自分の動きをコントロールしにくい。

◉状態調整系
- 睡眠と覚醒の調整や、外界とバランスよくかかわるための意識状態の調整能力。
- 状態調整系の未熟さにより、安定した睡眠や敏活な状態が維持できにくいため、周囲環境の刺激から自分を守りにくい。

◉注意／相互作用系・自己調節系
- 周りと相互作用をはかる能力。

3 新生児が影響を受けるNICUの環境

光環境に関する新生児の特徴
- 在胎28〜30週ころから光を感じる。
- 32週未満の新生児は光刺激に対する調整ができない。

音環境に関する新生児の特徴
- 在胎25〜27週で聴覚機能が完成する。
- 在胎28週では50〜60dB、新生児では20〜30dBの音に反応する。
- 68dB以上の騒音レベルでは、副腎皮質ホルモンが増加する。
- 70dB以上の騒音レベルでは、血管の収縮と心拍数の増加を起こす。
- 「突発音」は聴力に影響を与える。

> **キーワード**
> 突発音：一瞬だけ鳴るタイプのノイズ。例えば、ものを落としたときの音、モニターのアラーム音など。

ケアのポイント

新生児の成長・発達を促すために、環境調整をしたり、家族が中心となって養育できるよう援助することをディベロップメンタルケア（DC）という。

DCの概念は以下の4つである。
① 新生児の発達に適した環境を整えること
② 新生児のストレスに対する反応を観察し、ストレス反応が起きないようなケアを行うこと
③ 新生児の養育に家族を参加させること
④ 家族の情緒的支援を行うこと

1 環境調整

光環境の調整
- 昼間70〜200 lx、夜間5〜30 lxを目安にする。
- 新生児の反応を評価しながら、明るさを調整する。
- 保育器カバーを使用する。
- 保育器カバーは新生児の反応をみながら、ゆっくり外す。

音環境の調整
- NICU内は45dBを超すノイズは、可能なかぎり避ける（p68「図Ⅱ-H-2」参照）。
- 保育器内は58dB以下とする〔米国小児科学会（American Academy of Pediatrics；AAP）の勧告〕。
- 保育器窓の開閉は静かに行う。
- 保育器の上で記録をしたり、ものを置いたりしない。
- 保育器の壁に不用意にふれず、ふれるときは静かに行う。

NICU内の騒音を防止する
- スタッフの声のトーンを低くする。
- モニターや機器類のアラーム音に対して、すみやかに対応する。
- 足音をたてない。

2 行動観察：睡眠覚醒状態と看護ケアのタイミング
- 新生児の睡眠覚醒状態は、state 1〜6で表す（**図Ⅱ-I-2**）。看護ケアの開始のタイミングや、中断や継続するかどうかを決めるために、ケア中も新生児のストレスサインと安定化サインに注意する（**表Ⅱ-I-2**）。

【state 1：深睡眠状態】

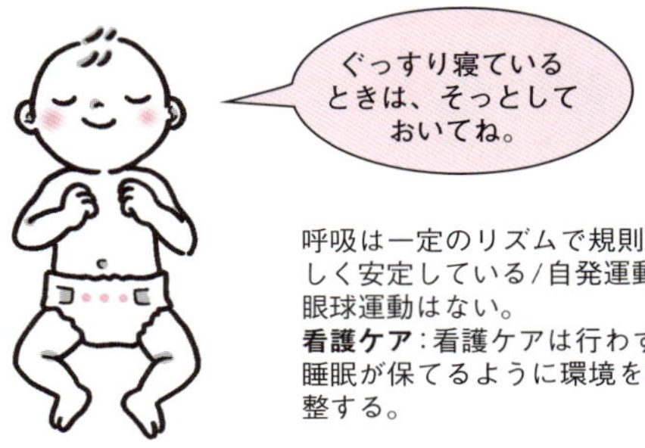

「ぐっすり寝ているときは、そっとしておいてね。」

呼吸は一定のリズムで規則正しく安定している/自発運動、眼球運動はない。
看護ケア：看護ケアは行わず、睡眠が保てるように環境を調整する。

【state 2：浅睡眠状態】

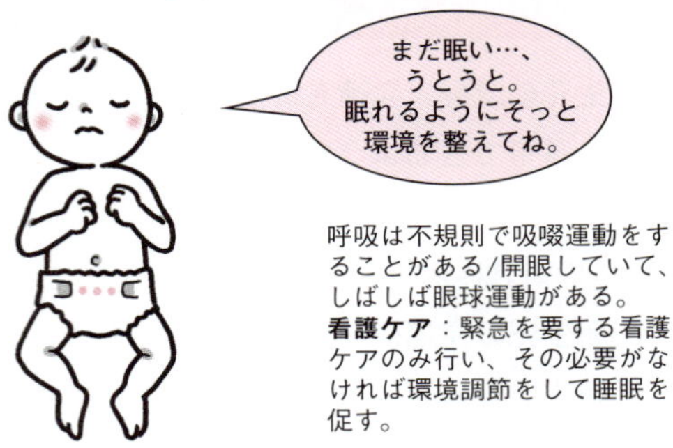

「まだ眠い…、うとうと。眠れるようにそっと環境を整えてね。」

呼吸は不規則で吸啜運動をすることがある/開眼していて、しばしば眼球運動がある。
看護ケア：緊急を要する看護ケアのみ行い、その必要がなければ環境調節をして睡眠を促す。

【state 3：まどろみ状態】

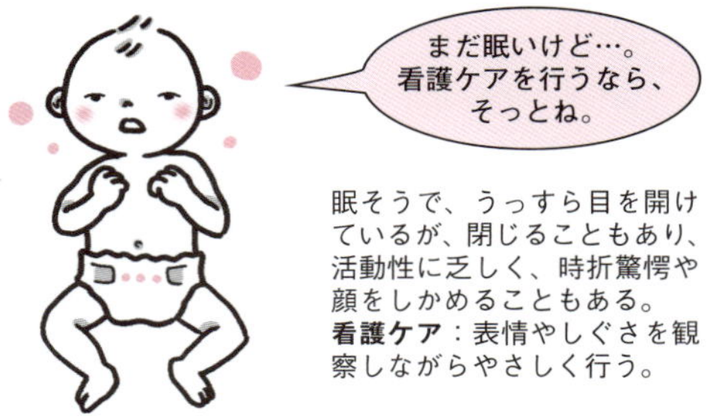

「まだ眠いけど…。看護ケアを行うなら、そっとね。」

眠そうで、うっすら目を開けているが、閉じることもあり、活動性に乏しく、時折驚愕や顔をしかめることもある。
看護ケア：表情やしぐさを観察しながらやさしく行う。

【state 4：覚醒している状態】

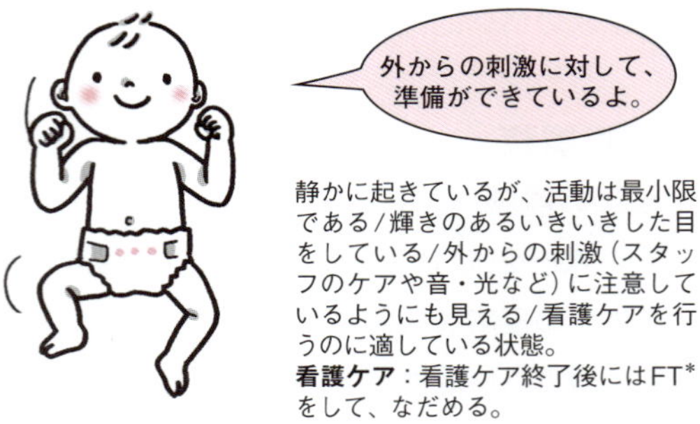

「外からの刺激に対して、準備ができているよ。」

静かに起きているが、活動は最小限である/輝きのあるいきいきした目をしている/外からの刺激（スタッフの声や音・光など）に注意しているようにも見える/看護ケアを行うのに適している状態。
看護ケア：看護ケア終了後にはFT*をして、なだめる。

【state 5：活発な状態】

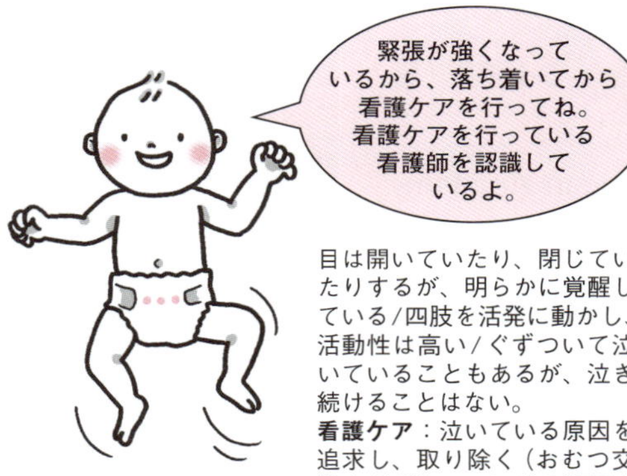

「緊張が強くなっているから、落ち着いてから看護ケアを行ってね。看護ケアを行っている看護師を認識しているよ。」

目は開いていたり、閉じていたりするが、明らかに覚醒している/四肢を活発に動かし、活動性は高い/ぐずついて泣いていることもあるが、泣き続けることはない。
看護ケア：泣いている原因を追求し、取り除く（おむつ交換やポジショニングの修正などを行うとよい）。

【state 6：啼泣】

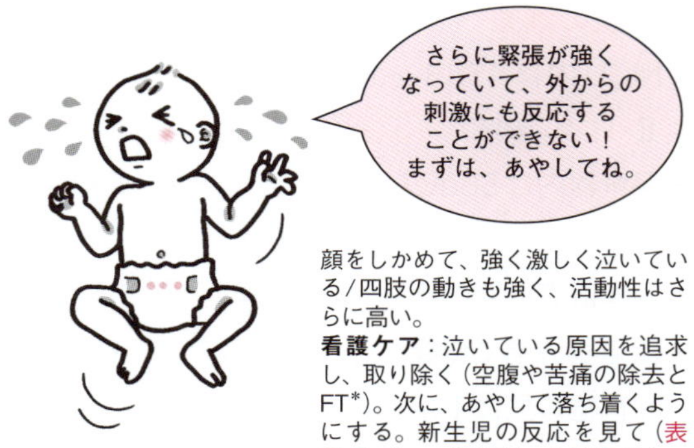

「さらに緊張が強くなっていて、外からの刺激にも反応することができない！まずは、あやしてね。」

顔をしかめて、強く激しく泣いている/四肢の動きも強く、活動性はさらに高い。
看護ケア：泣いている原因を追求し、取り除く（空腹や苦痛の除去とFT*）。次に、あやして落ち着くようにする。新生児の反応を見て（表Ⅱ-Ⅰ-1）、一度に行ったほうがよいのか、時間をおいて分けて行ったほうがよいのか考える。

図 Ⅱ-Ⅰ-2　新生児の睡眠覚醒状態（state 1〜6で表す）

*FT：ファシリテイティッド・タッキング（p100参照）

表 Ⅱ-Ⅰ-1　看護ケアの介入時のstate以外のポイント

アプローチしてよい	アプローチしてはいけない
・血色がよい	・血色が悪い
・心拍/呼吸が安定	・心拍/呼吸が不安定
・くつろいだ姿勢	・活気の低下
・覚醒/敏活	・広がった指

表 Ⅱ-Ⅰ-2　新生児のストレスサインと安定化サイン

ストレスサイン	項　目	安定化サイン
	❶自律神経系	
無呼吸、多呼吸、不規則な呼吸、あえぎ、ため息	呼　吸	規則的な呼吸
蒼白、暗紫、チアノーゼ、網状	皮膚色	ピンク色、安定した色
しゃっくり、あえぎ、唾を吐く（いつもより多い唾液）	内　臓	左記のストレスサインがない
けいれん、振戦、驚愕、びくつき、あくび	運　動	左記のストレスサインがない
	❷運動系	
上・横に伸展、指を開く、握りこぶし、手掌をかざす、弛緩	上　肢	手を組む、指をつかむ、手を口に持っていく、握る、屈曲位
空中に座るように下肢を上げる、伸展、弛緩	下　肢	足を組む、足を突っ張る、屈曲位
丸める、後弓反張、よじる	体　幹	調整された全身の筋緊張
	❸状態調整系	
浅い眠り	睡　眠	ノンレム睡眠（静睡眠）が長く続く（p65参照）
不安定な覚醒（短い覚醒） state 1〜6 の移り変わりがバラバラ	睡眠覚醒 リズム	はっきりとした覚醒（動きの少ない長い覚醒） state 1〜6 が順番に移り変わる
しかめっ面、ひきつった顔、疲れ切った表情、開口、ぼんやりとした目つき、目をそらす、目が泳ぐ	顔・表情	表情が緩む、目が輝く、見つめる、口を丸め唇をすぼめる、笑顔、しゃべるような動き

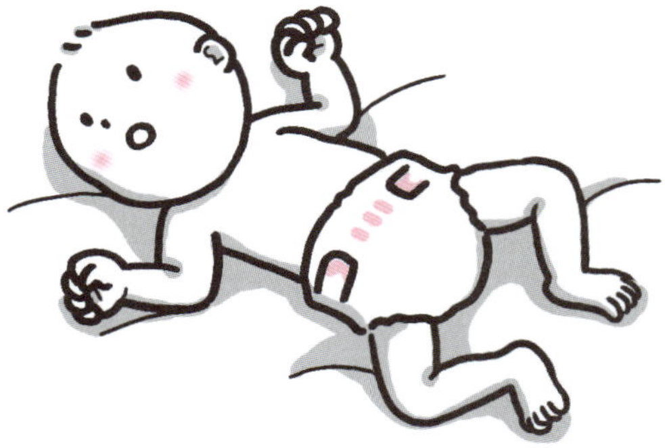

正期産児は、筋緊張が良好であり、生理的屈曲姿勢を保持できる。

図 Ⅱ-Ⅰ-3　正期産児の生理的屈曲姿勢

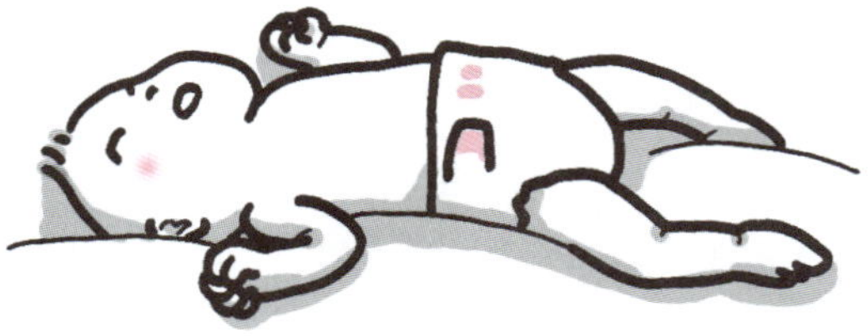

早産児は、早く生まれるほど低緊張の状態となり、四肢・体幹が左右非対称でベッドに張り付いた不良姿勢となりやすい。

図 Ⅱ-Ⅰ-4　早産児の不良姿勢

3 ポジショニング

◉ポジショニングが必要な理由

- 正期産児は生理的屈曲姿勢を保持できる（図Ⅱ-Ⅰ-3）。
- 早産児は全身の筋緊張が弱い。
- 早産児はストレスにより全身の筋緊張が強くなり、反り返りやすくなる（図Ⅱ-Ⅰ-4）。

タオルの幅は体幹の幅と同じに

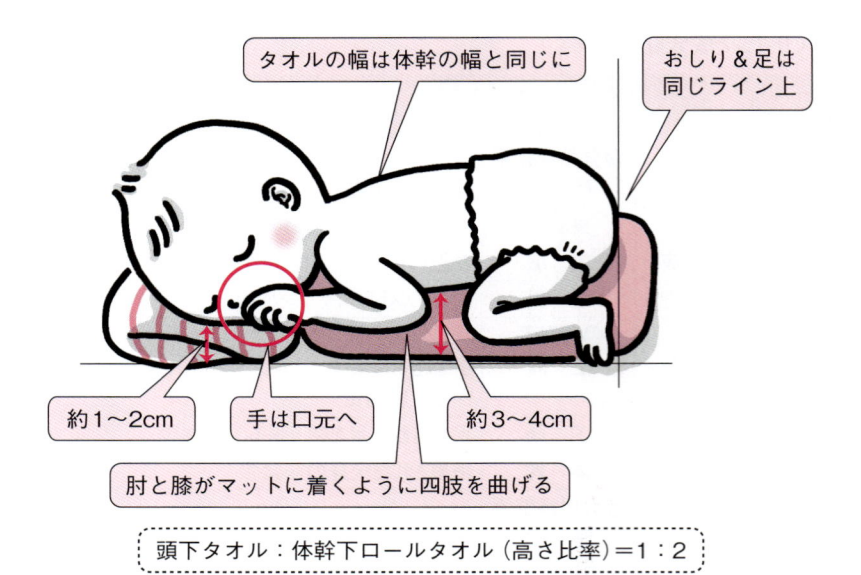

おしり＆足は同じライン上

約1～2cm

手は口元へ

約3～4cm

肘と膝がマットに着くように四肢を曲げる

頭下タオル：体幹下ロールタオル（高さ比率）＝1：2

図 Ⅱ-Ⅰ-5　NICUの新生児の理想のポジショニング

〔木原秀樹：動画で手技がみるみるわかる 新生児発達ケア実践マニュアル．Neonatal Care 22（秋季増刊）：60，2009. をもとに作成〕

◉ポジショニングの目的
- 良肢位保持
- 安静保持
- 子宮壁と同様の覚醒刺激の体験

◉ポジショニングの実際
- 早産児を胎内でとる姿勢に近づける（図Ⅱ-Ⅰ-5）[2]。
- 姿勢が崩れやすいので、ポジショニング用具を使用する。

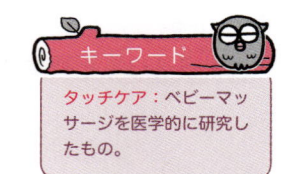

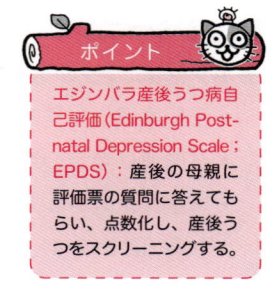

4 タッチケア、カンガルーケア (skin to skin)

タッチケア

「頭→肩→背中→下肢→上肢」の順にマッサージを行う。

タッチケアは、皮膚への圧迫刺激により新生児の迷走神経と反応を高め、子宮外環境への適応を促進する。家族に行ってもらうことで、育児参加を促すことになる。

タッチケアは、以下の点ですぐれている。
① 母子愛着・産後うつスコアを改善する（エジンバラ産後うつ病自己評価）。
② 父親の受容的態度が上昇する。
③ 体重増加につながる。
④ 睡眠覚醒リズムが整う。
⑤ 入院期間が短縮する。

> **キーワード**
> タッチケア：ベビーマッサージを医学的に研究したもの。

> **ポイント**
> エジンバラ産後うつ病自己評価 (Edinburgh Postnatal Depression Scale；EPDS)：産後の母親に評価票の質問に答えてもらい、点数化し、産後うつをスクリーニングする。

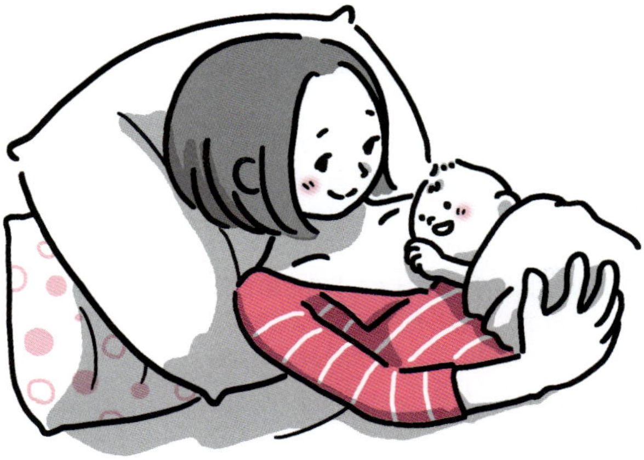

図 Ⅱ-Ⅰ-6 カンガルーケア

●導入の目安
- 全身状態や検査データなどが安定している。
- 重度の呼吸器疾患、心疾患、感染などを認めず、体位変換などによる負荷が少ない。
- 末梢持続点滴や中心静脈栄養（IVH）を行っていない。

カンガルーケア

カンガルーケア（**図Ⅱ-Ⅰ-6**）は、全身抱擁を行うことにより新生児が安心感を得られ、ノンレム睡眠（静睡眠）の増加を促すとともに、家族（親）への親近感も増加させる。新生児は子宮内環境を疑似体験することができる。また、家族が行うので、育児参加を促すことになる（p136参照）。

カンガルーケアは、以下の点ですぐれている。
①母子愛着形成の確立と母乳栄養率の向上を認める。
②皮膚接触による免疫能の強化が得られる。

実際に行う際は、裸の新生児を母親の胸にのせるが、母親の衣服やバスタオルなどを新生児にかけて保温を十分に行う。

わが国では2009年に、カンガルーケア・ガイドライン ワーキンググループによって「カンガルーケア・ガイドライン」が発表されている。どのような状況でも安全にカンガルーケアを行うためのガイドラインを**表Ⅱ-Ⅰ-3**[3]に示す。

●導入の目安
- 修正週数32週以上の新生児。
- 呼吸と体温が安定している（呼吸器などによるサポート中でも可能）。
- 親の同意が得られたとき。

表 Ⅱ-Ⅰ-3 カンガルーケア・ガイドライン

全身状態が落ち着いた低出生体重児に対するカンガルーケア	まず母子同室を行ったうえで、できるかぎり24時間継続したカンガルーケアを実施することがすすめられる。
集中治療下にある新生児に対する一時的なカンガルーケア	集中治療下にある新生児のカンガルーケアは、体温・酸素飽和度などのモニタリングで安全性を確保し、新生児の経過・全身状態から適応を入念に評価する必要がある。 さらに家族の心理面に十分に配慮する環境が得られた場合、実施を考慮する。
正期産児に出生直後に行うカンガルーケア	健康な正期産児には、家族に対する十分な事前説明と、機械を用いたモニタリングおよび新生児蘇生に熟練した医療者による観察などの安全性を確保したうえで、出生直後できるだけ早期に、できるだけ長く、家族（特に母親）とカンガルーケアを実施することがすすめられる。

〔カンガルーケア・ガイドライン ワーキンググループ・編：根拠と総意に基づくカンガルーケア・ガイドライン普及版．国際母子保健研究所，東京，2009，p8．をもとに作成〕

■文献
1) 大城昌平：胎児・新生児の神経行動発達とディベロップメンタルケア．日本ディベロップメンタルケア（DC）研究会・編，標準ディベロップメンタルケア，メディカ出版，大阪，2014，p32．
2) 木原秀樹：動画で手技がみるみるわかる 新生児発達ケア実践マニュアル．Neonatal Care（秋季増刊）：60，2009．
3) カンガルーケア・ガイドライン ワーキンググループ・編：根拠と総意に基づくカンガルーケア・ガイドライン普及版．国際母子保健研究所，東京，2009，p8．

（鈴木京子）

J ちょっと難解だけど知っておきたい
①新生児の水・電解質のバランス

はじめに

　私たちの身体の中では、電解質バランスを保つための供給と排泄がコントロールされている。新生児では、体重あたりの必要水分量の多さや臓器の未熟性などから、電解質バランスが崩れやすい。

　ここでは、新生児期の臨床で問題になりやすい水分、電解質〔特に、ナトリウム（Na）、カリウム（K）、カルシウム（Ca）、リン（P）、マグネシウム（Mg）〕について、基礎的な知識を整理する（表Ⅱ-J①-1）[1]。

新生児の水・電解質バランスの特徴

□体内の水分の割合が多く、不感蒸泄も多い。
□未熟な腎機能と正直な内分泌機能により、電解質の喪失や過剰が起こりやすい。
□骨の急速な成長と貯蓄量の少なさによる、Ca・Pの不足が起こりやすい。

1 水分の割合が多く、不感蒸泄も多い

- 体内の総水分量は、成人では体重の約60％、新生児では約80％である[2]。
- 正期産児に比べて低出生体重児の脂肪成分は少ないが、脂肪には水が含まれないので、低出生体重児ほど体内の水分が占める割合が高い[3]。
- 体内の水分は、細胞内液と細胞外液に二分される。
- 細胞外液は血漿（血管内）と組織間液（細胞同士の間）を合わせたものであり、尿量の変化、不感蒸泄の増加（表Ⅱ-J①-2）、過剰な輸液などにより、容易に変動する。
- 細胞外液は新生児では約45％を占めるが、生後14週（約3カ月）で25％まで低下する。
- 細胞内液は新生児（胎生40週）で約30％であり、月齢とともに増加し、生後14週で40％まで増加する（図Ⅱ-J①-1）[4]。

> **ポイント**
> 【電解質異常の治療の大原則】
> 高値のとき：供給過剰、排泄低下、体液中のバランス異常
> 低値のとき：供給不足、排泄過剰、体液中のバランス異常、希釈
> 「あれなんか いつもと違うは 要注意 電解質が おかしいのかも」の視点を看護に生かす

> **コメント**
> 正直な内分泌機能：血圧や尿量といったバイタルサインの安定、身体の活動に呼応した身体全体の反応性の維持など、身体の恒常性を維持するために機能しているものが内分泌系である。全身状態のわずかな変化にも非常に"正直に"反応するが、新生児特有の臓器の未熟性によって、しばしば過剰・過少の反応となり、それが電解質維持にも影響を及ぼす。

表 II-J①-1 水・電解質の基礎知識

	基準値*		新生児期に問題になりやすい点とその原因	観察ポイント
水	279〜292 mOsm	過剰	水分量の過剰、未熟な腎機能による排泄障害、環境温度・湿度による影響、輸液管理の設計ミス など	浮腫・異常な体重増加、呼吸障害
		不足	水分量の不足、不感蒸泄の増加、環境温度・湿度による影響、哺乳力の未熟性や母乳分泌不足による脱水、輸液管理の設計ミス など	皮膚乾燥、口腔乾燥、大泉門陥凹、尿量・尿回数減少、異常な体重減少
Na	134〜146 mEq/L	高値	水分量の不足（血液濃縮）、Naの過剰投与、尿崩症、利尿薬、不感蒸泄の増加、環境温度・湿度による影響、哺乳力の未熟性による脱水、輸液管理の設計ミス など	易刺激性、異常な体重減少、大泉門陥凹
		低値	水分量の過剰（血液希釈）、心不全、敗血症性ショック、肝硬変、塩類喪失型副腎皮質過形成症、脳性塩類喪失症候群、抗利尿ホルモン分泌異常症（SIADH）、甲状腺機能低下症 など	無呼吸発作、筋力低下、浮腫、血圧低下 など
K	3.9〜5.9 mEq/L	高値	Kの過剰投与、輸血、十分な尿排出が始まる前の低出生体重児、先天性腎低形成、アシドーシス、腎不全、晩期循環不全、新生児仮死、副腎不全 など	不整脈、心停止
		低値	Kの摂取不足、尿排出が始まった後の低出生体重児、ループ利尿薬投与、アルカローシス、尿細管性アシドーシス など	便秘、筋力低下
Ca	8.2〜9.7mg/dL （iCaの場合 0.80〜1.40 mmol/L） iCa：イオン化カルシウム	高値	Caの過剰投与、ビタミンD過剰投与、副甲状腺機能亢進症、甲状腺機能亢進症、急性腎不全 など	便秘、筋緊張低下、嘔吐、嗜眠、けいれんなど（症状が出ることはまれ）
		低値	Caの投与不足、新生児仮死、胎児発育不全、ビタミンD欠乏、副甲状腺機能低下症、偽性副甲状腺機能低下症、高P血症、腎不全、低Mg血症、尿細管障害、ループ利尿薬投与 など	無呼吸発作、筋緊張低下など（症状が出ることはまれ）
P	5.3〜10.9 mg/dL	高値	Pの過剰投与、ビタミンD過剰投与、副甲状腺機能低下症、腎不全 など	随伴する低Ca血症の症状
		低値	Pの投与不足、ビタミンD欠乏、副甲状腺機能亢進症、尿細管障害、Ca・Mg・アルミニウム製剤の投与	症状はほとんど出ない
Mg	1.8〜2.2 mg/dL	高値	Mgの過剰投与、母体へのMg投与、腎不全、検体の溶血	筋緊張低下、低Ca血症、高K血症 など
		低値	Mgの摂取不足、副甲状腺機能低下症、ループ利尿薬投与、嘔吐、下痢、胎児発育不全 など	筋緊張低下、振戦など（症状はほとんど出ない）

*基準値は、文献1より一部改変。出生週数や出生体重、日齢などでこの値の範囲外となることがあり、一律に基準値を決定することは困難である。また、施設によっても測定機器の違いにより値が若干異なるため、各施設で基準値を決定しておく必要がある。

表 II-J①-2 不感蒸泄が増加する因子

①在胎週数が短い
②体重が軽い
③日齢が若い
④環境温度が高い
⑤環境湿度が低い
⑥体温が高い
⑦運動量が多い
⑧開放式保育器の使用
⑨光線療法

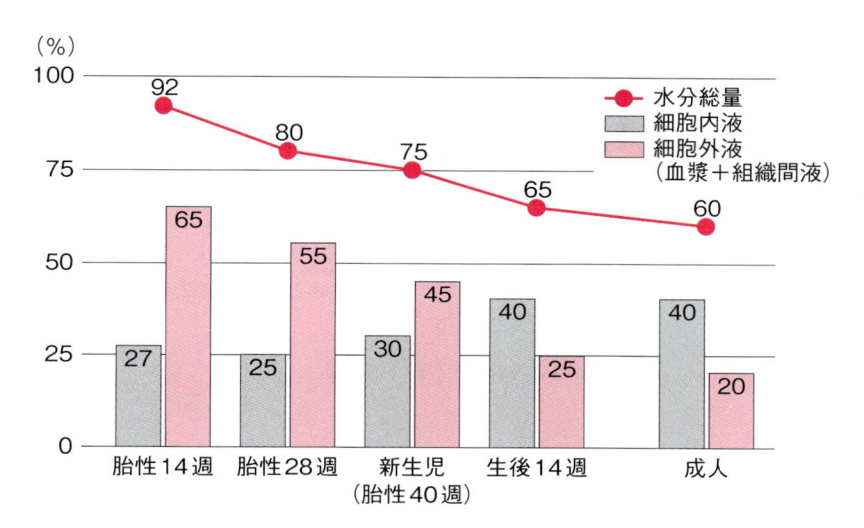

図 II-J①-1 体液分布の変化（体重に占める割合）

(Kenagy DN, Vogt BA : The Kidney. Fanaroff JM, Fanaroff AA, ed, Klaus and Fanaroff's Care of the High-Risk Neonate, 6th ed, Elsevier Saunders, Philadelphia, 2013, pp410-431. より改変)

2 未熟な腎機能と正直な内分泌機能により、電解質の喪失や過剰が起こりやすい

少ない腎血流量

　血液は心臓から駆出されるが、成人ではそのうちの約20％が腎臓を流れる。一方、胎児期は体重に比して大きい腎臓のわりに、血液は心臓から駆出されたうちのわずか2〜4％しか流れない。それは、胎児期は胎盤による代謝に依存しているため腎機能がそれほど問題になることがないことに加え、腎内部の血管抵抗が高いことや胎児循環の特性から脳への血流が最優先されることなどによる、重要臓器の保護と成長を守るための生物としての戦略である。

低血圧・低Na血症
興奮状態

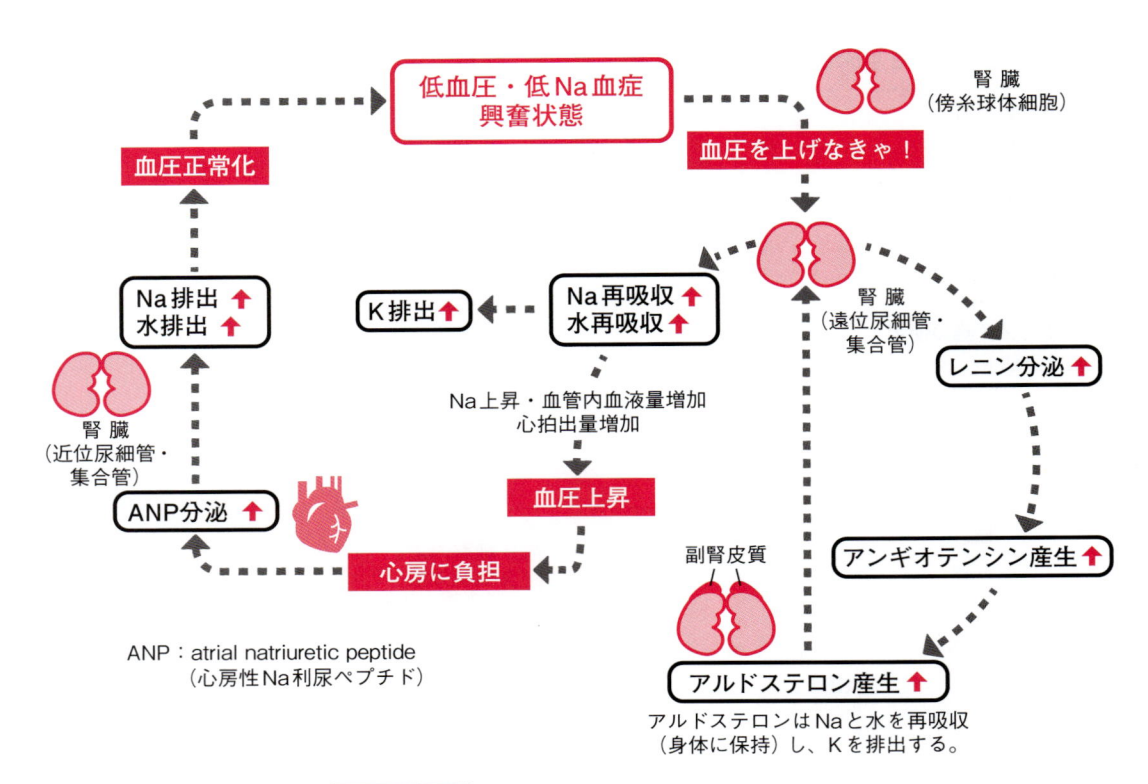

血圧正常化 ← Na排出↑ 水排出↑

血圧を上げなきゃ！

腎臓（傍糸球体細胞）

腎臓（近位尿細管・集合管）

ANP分泌↑

心房に負担

ANP：atrial natriuretic peptide（心房性Na利尿ペプチド）

K排出↑ ← Na再吸収↑ 水再吸収↑

Na上昇・血管内血液量増加
心拍出量増加

血圧上昇

副腎皮質

腎臓（遠位尿細管・集合管）

レニン分泌↑

アンギオテンシン産生↑

アルドステロン産生↑

アルドステロンはNaと水を再吸収（身体に保持）し、Kを排出する。

図 Ⅱ-J①-2　腎臓におけるNaと水の調整機構

未熟な腎機能

- 腎臓は、Naと水分のバランスを調整する（図Ⅱ-J①-2）。
- 臓器への血流を維持するために、腎臓を中心とした調整機構がある。
- Na低下は浮腫を助長し、心負荷の増大や呼吸状態の悪化をきたす。
- 高K血症は不整脈や心停止を起こす可能性があるため、心電図モニターがふだんと違うと感じた場合（図Ⅱ-J①-3）には、すみやかに報告する。

3 骨の急速な成長と貯蓄量の少なさによるCa・Pの不足

　胎児期（胎生29週以降）には著しい骨発育が起こる。それは主として胎生29週以降に起こる[5]。

　妊娠後半に、母体のCaやPは胎盤を介して胎児の血中へ移行する。この移行には副甲状腺ホルモン関連蛋白という蛋白質の作用が重要な役割を果たしているが、驚くべきことに、この移行によって胎児の血中Ca・P濃度は母体よりも高くなる。この高Ca血症の状態は、甲状腺から分泌されるカルシトニンというホルモンの分泌を促進する。カルシトニンの作用によってCaやPが骨組織に沈着することになる。

　また、胎児の血中Ca濃度が上昇すると副甲状腺ホルモン（parathy-

> **コメント**
> カルシトニンが骨吸収を抑制することで、CaやPが骨組織に沈着される。
> 副甲状腺ホルモンが骨吸収を促進することで、CaやPが骨から血中に出てくる。

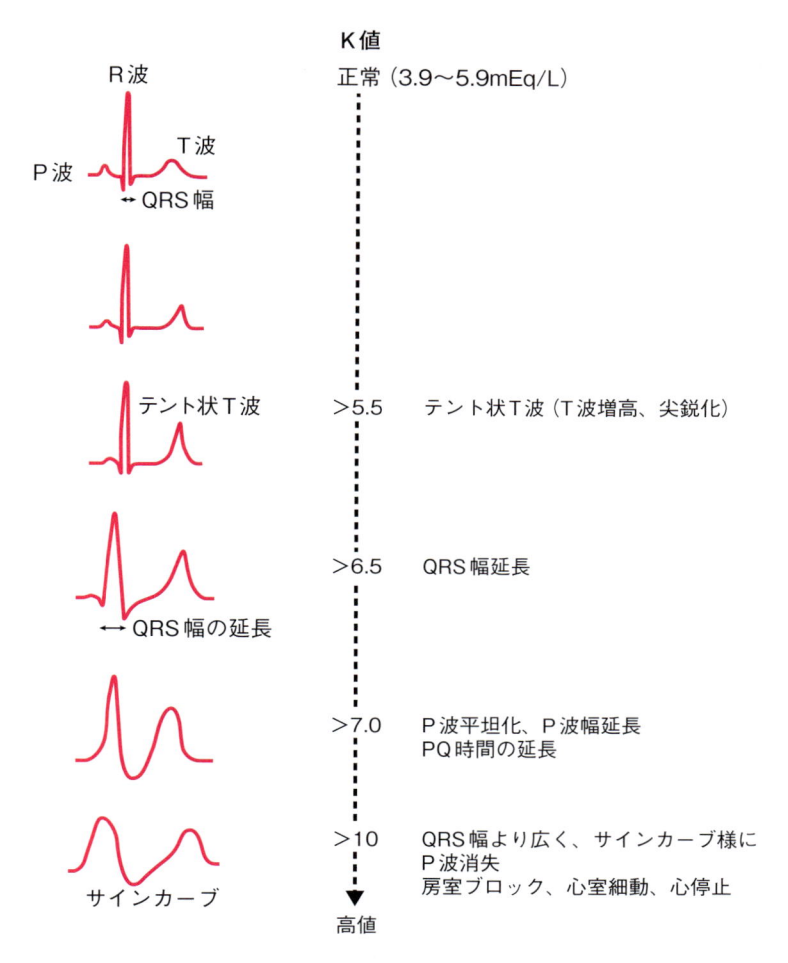

心電図波形	K値	所見
R波、P波、T波、QRS幅	正常（3.9〜5.9mEq/L）	
テント状T波	>5.5	テント状T波（T波増高、尖鋭化）
	>6.5	QRS幅延長
←QRS幅の延長	>7.0	P波平坦化、P波幅延長 PQ時間の延長
サインカーブ	>10	QRS幅より広く、サインカーブ様に P波消失 房室ブロック、心室細動、心停止

図 Ⅱ-J①-3　高K血症の心電図変化

roid hormone；PTH）という骨吸収を促進するホルモンの分泌が減少する。骨吸収は骨形成の対になる言葉であり、骨組織からCaやPが溶け出すことを意味している。骨組織から溶け出すというと、あたかも悪いことのようにイメージするかもしれないが、骨が成長するうえでは破骨細胞による骨吸収と、骨芽細胞による骨形成の絶妙なバランスこそが、新しく、強く、正しく伸長する骨の成長に重要になるので、骨吸収は決して悪いことではない。

- Ca・Pの多くは骨の中に貯蔵されている。
- 血中のCaやPが低下すると、骨から血中に溶解することで、これらを基準値に維持しようとする。
- 低出生体重児では骨の成長に障害をきたす恐れが高くなるため、母乳添加用粉末や低出生体重児用ミルクを用いる。

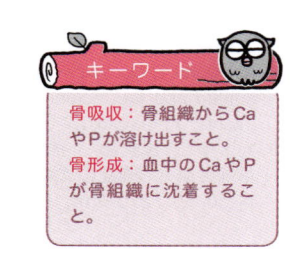

キーワード
骨吸収：骨組織からCaやPが溶け出すこと。
骨形成：血中のCaやPが骨組織に沈着すること。

MgとビタミンD

1 Mgについて

　Mgはその大部分が細胞内に存在し、一部は骨組織にも存在している。その調整は、腎臓からの排泄および再吸収による調整と消化管からの吸収によって行われる。Mgが欠乏すると腎尿細管でのKイオンの再吸収が低下し、K喪失のため低K血症を起こす。Mg欠乏はPTH分泌を抑制するため、結果的に低Ca血症を引き起こすことになる。Mgが周産期医療現場で最も多く用いられるのは、子癇や切迫早産に対する母体へのMg製剤投与である。

　この母体へのMg投与によって、出生後の新生児の高Mg血症が起こることがある。高Mg血症では筋緊張低下、低Ca血症、動脈管開存症[6]、壊死性腸炎や心機能低下[7]などの報告がある。

2 ビタミンDについて

- 「消化管からのCaの吸収を促進」「腎臓からのCaの排泄を抑制」「骨の吸収を促進」という3つの作用によって、血中Ca濃度を上昇させる。
- 骨発育にはビタミンDが欠かせない。

■文献
1) 伊豆亜加音：電解質. Neonatal Care（秋季増刊）：200-205, 2012.
2) Moore FD：Determination of total body water and solids with isotopes. Science 104（2694）：157-160, 1946.
3) FRIIS-HANSEN B：Body water compartments in children：changes during growth and related changes in body composition. Pediatrics 28：169-181, 1961.
4) Kenagy DN, Vogt BA：The Kidney. Fanaroff JM, Fanaroff AA, ed, Klaus and Fanaroff's Care of the High-Risk Neonate, 6th ed, Elsevier Saunders, Philadelphia, 2013, pp410-431.
5) 河井昌彦：早産児の骨代謝について考える（Part 1）. Neonatal Care 23（9）：950-955, 2010.
6) del moral T, Gonzalez-Quintero VH, Claure N, et al：Antenatal exposure to magnesium sulfate and the incidence of patent ductus arteriosus in extremely low birth weight infants. J Perinatol 27（3）：154-157, 2007.
7) 鈴木孝二, 塚原宏一, 椎間優子, 他：高マグネシウム血症, 低カルシウム血症, 心機能障害, 壊死性腸炎の発症に硫酸マグネシウムの母体投与の関連が考えられた早産児例, 小児科臨床 56（2）：210-214, 2003.

（寺澤大祐）

J ちょっと難解だけど知っておきたい
②新生児の血液

はじめに

血液は心臓のポンプ機能により、血管の中を通って体内を循環している。その主要成分には、赤血球、白血球、血小板、血漿があるが、これら以外にも酸素、二酸化炭素、栄養素、ホルモン、サイトカインなどが血流により運搬されている。新生児期は胎内環境から胎外環境への適応の過程であるため、新生児には特有の病態が存在している。

新生児の血液の特徴

- □基準値が在胎週数や日齢によって変化する。
- □生理的に多血である。
- □正期産児でも、生後3カ月ころには生理的貧血となる。
- □凝固機能が低下した状態である。
- □ビタミンK欠乏状態になりやすい。

新生児の赤血球の特徴

1 正常値が在胎週数や日齢によって変化する

- 胎児型ヘモグロビン（HbF）は、成人型ヘモグロビン（HbA）よりも酸素親和性が強い。
- HbFは、HbAに比べて寿命が短い（60〜90日）。
- HbFは、胎生34〜36週ころよりHbAと少しずつ入れ替わり、日齢120ころには数パーセントとなる。

2 新生児は生理的に多血である

- ヘマトクリット（Ht）65〜70％以上の場合、多血症と診断して治療の必要性を検討する。
- 多血症では血液の粘度が高まり、チアノーゼや循環不全を引き起こすことがある。
- 正期産児は生後、赤血球の基準値が変化する（表Ⅱ-J②-1）[1]。

表 II-J②-1 正期産児の生後に起こる赤血球の基準値の変化

	ヘモグロビン (g/dL)		ヘマトクリット (%)		赤血球数 ($10^6/\mu L$)		MCV* (fl)		MCH* (pg)		MCHC* (%)	
	平均	−2SD	平均	−2SD	平均	−2SD	平均	−2SD	平均	−2SD	平均	−2SD
出生時臍帯血	16.5	13.5	51	42	4.7	3.9	108	98	34	31	33	30
3日目まで	18.5	14.5	56	45	5.3	4.0	108	95	34	31	33	29
1週まで	17.5	13.5	54	42	5.1	3.9	107	88	34	28	33	28
2週まで	16.5	12.5	51	39	4.9	3.6	105	86	34	28	33	28
1カ月まで	14.0	10.0	43	31	4.2	3.0	104	85	34	28	33	29
2カ月まで	11.5	9.0	35	28	3.8	2.7	96	77	30	26	33	29
6カ月まで	11.5	9.5	35	29	3.8	3.1	91	74	30	25	33	30

＊MCV（平均赤血球容積），MCH（平均赤血球ヘモグロビン量），MCHC（平均赤血球ヘモグロビン濃度）
〔安井耕三：血球数・血液像．小児科46（別冊）：56-58，2005．より引用〕

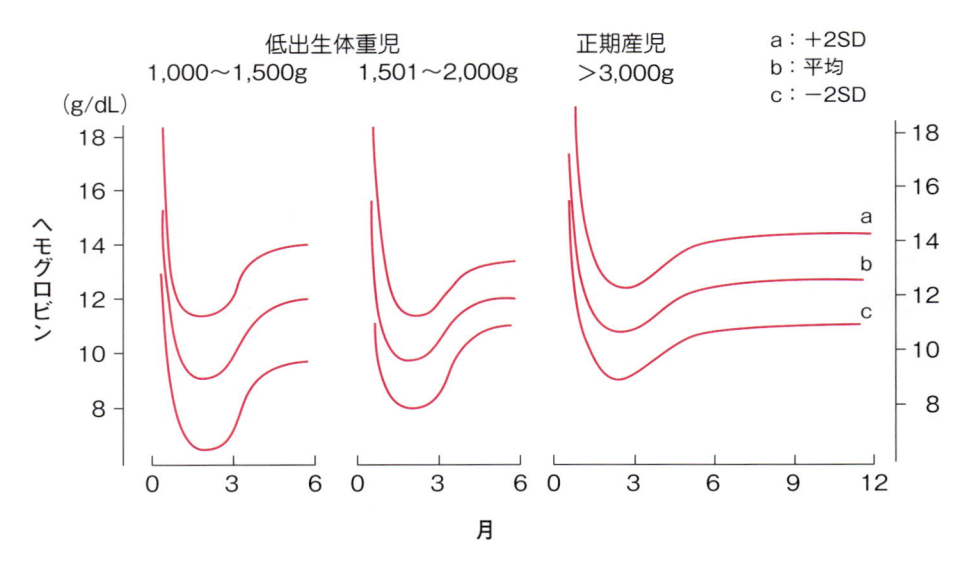

図 II-J②-1 低出生体重児と正期産児における出生後のヘモグロビン値の変化

（Dallman PR：Anemia of prematurity. Annu Rev Med 32：143-160, 1981. より引用）

❸ 正期産児でも、生後3カ月ころには生理的貧血となる

- 新生児は造血機能が不十分で発育に追いつかないため、生理的貧血になる。
- 生理的貧血は、出生体重が小さい、出生時のHbが低い、採血の回数が多いなどが原因となる（図II-J②-1[2)]、表II-J②-2）。
- 出生時の評価では、Ht 40％未満の場合を貧血と診断することが多い。

表 II-J②-2　新生児にみられる貧血の主な原因

失血（出血）	・双胎間輸血 ・前置胎盤 ・胎盤早期剥離 ・頭蓋内出血 ・帽状腱膜下血腫 ・頻回の採血
溶血	・血液型不適合
造血機能の低下	・未熟児貧血 ・鉄欠乏

4 凝固異常とビタミンK不足

- ほとんどの凝固因子は胎盤を通過しない。
- ビタミンKは胎盤通過性が低く、出生時には備蓄が少ない。
- 出生後しばらくは腸内が無菌のため、腸内細菌由来のビタミンKが産生されない。
- すべての新生児にビタミンKを、出生24時間以内、生後5〜7日、生後1カ月の3回投与するのが一般的である。

■文献
1) 安井耕三：血球数・血液像. 小児科 46（別冊）：56-58, 2005.
2) Dallman PR：Anemia of prematurity. Annu Rev Med 32：143-160, 1981.

（中野玲二）

J ちょっと難解だけど知っておきたい
③新生児の代謝

はじめに

　栄養は体内で変化する内分泌代謝と密接に関係しており、それらを理解することに苦手意識の強い人は多い。まずは、代謝の基礎を理解するために、栄養の重要性と病的な状態ではどのように考えたらよいのかを述べる。

　併せて、生体のエネルギー源として重要な三大栄養素である糖質、蛋白質（アミノ酸）、脂質が体内でどのようにエネルギーへと変化していくのか、また十分量に達したときにどのように体内に蓄積されるのか、栄養が不足したときには体内で何が起こっているのかについて述べる。

> **コメント**
> 新生児医療の古典的な三大原則は「保温」「栄養」「感染防止」といわれており、新生児の栄養状態に関しては常に評価して対応していかなければならない。

胎児期の栄養・代謝の特徴

- □胎児期には、母体から胎盤を介して栄養が入ってくる。
- □グルコース、乳酸、アミノ酸、脂肪酸、グリセロール、ケトン体などが胎盤を通過してくるが、出生後早期からアミノ酸や脂質の適切な投与は必要である。

新生児の栄養の特徴

　新生児期の栄養は、身長・体重などの体格の問題だけではなく、知能の発達に大きな影響を与える。

　新生児期の栄養状態が多少不良であったとしても、呼吸循環不全や重症感染症などの一刻を争うようなことは少ない。しかし、栄養状態が悪いにもかかわらず放置することは、ボディブローのような不利益を新生児にもたらす。新生児の栄養は、母乳による経腸栄養を最優先にして、あとはその時々の病態・状態に応じて考慮する必要がある。経腸栄養を増やすことは可能か、母乳ではなく人工ミルクにしてもよいのか、経静脈栄養をするべきか、またその程度はどのくらいであるかなど、その方針の決定には経験的な要素も多くあるが、非常に重要となる。

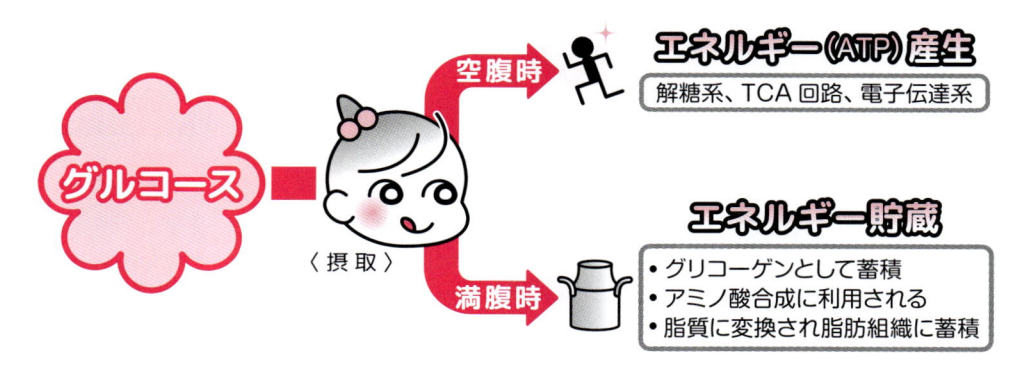

図 Ⅱ-J③-1 糖質代謝

エネルギー代謝

1 糖質代謝（図Ⅱ-J③-1）

- エネルギーを必要としているときは、グルコースは解糖系、TCA（tri-carboxylic acid；クエン酸）回路、電子伝達系に入り、ATP（adenosine triphosphate；アデノシン三リン酸）が産生される。
- すぐにエネルギーを必要としないときは、グルコースからグリコーゲンに変換され、肝臓・筋肉に貯蔵される。
- グリコーゲンとして貯蔵できる量はきわめて少なく、残りのグルコースは脂質として貯蔵される。

2 アミノ酸代謝（図Ⅱ-J③-2）

- アミノ酸は、身体の構造、酵素、ホルモン、生体防御物質などの蛋白質の合成に利用される。
- 低血糖のときにはグルコース産生に利用される。
- アミノ酸の種類によって、ピルビン酸やアセチルCoA、TCA回路の構成物質に変換されてエネルギー産生を行う。
- 窒素は異化の際に、アンモニアというきわめて毒性の強い物質に変換される。
- 体内には、毒性の強いアンモニアを無害な尿素に変換する尿素回路がある（図Ⅱ-J③-3）。

3 TCA回路

- 解糖系の最終産物であるピルビン酸はミトコンドリアに入り、アセチルCoAに変換された後にTCA回路を形成する。

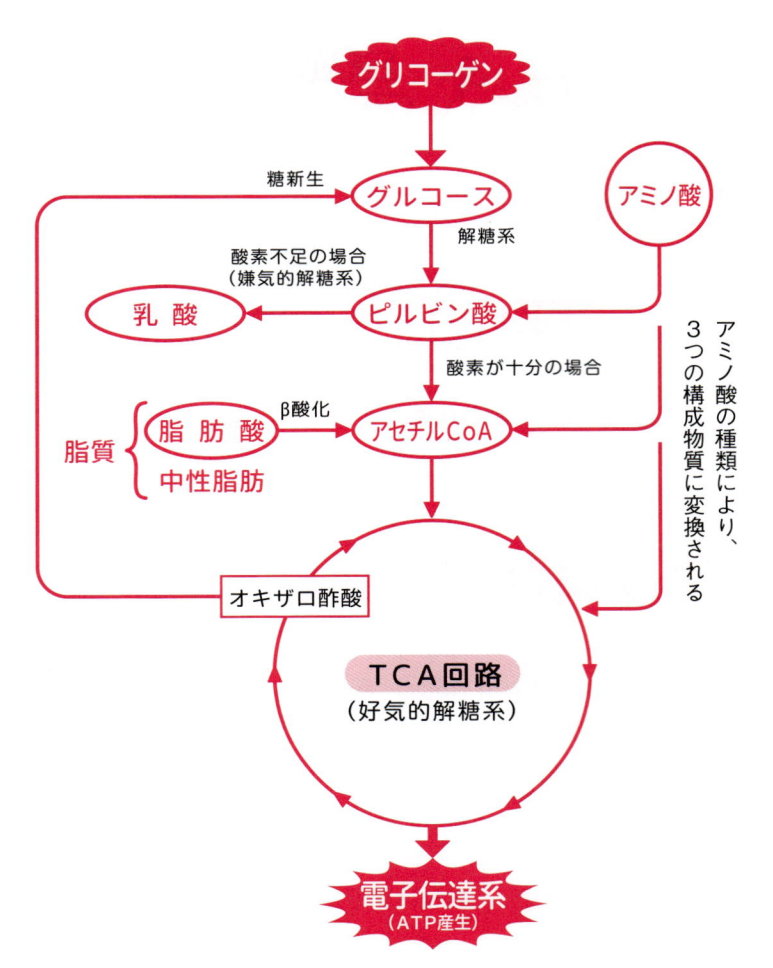

```
                    グリコーゲン
                        ↓
        糖新生      グルコース      アミノ酸
      ←――――――      解糖系
                        ↓
   酸素不足の場合
   （嫌気的解糖系）
      乳酸  ←――  ピルビン酸  ←――――
                        ↓
                   酸素が十分の場合
              β酸化
   脂質 ｛ 脂肪酸  ――→  アセチルCoA  ←――
         中性脂肪              ↓
                                              アミノ酸の種類により、
                                              3つの構成物質に変換される
      オキザロ酢酸
           ↓
         TCA回路
        （好気的解糖系）
             ↓
         電子伝達系
         （ATP産生）
```

図 II-J③-2 糖質・アミノ酸・脂質の代謝

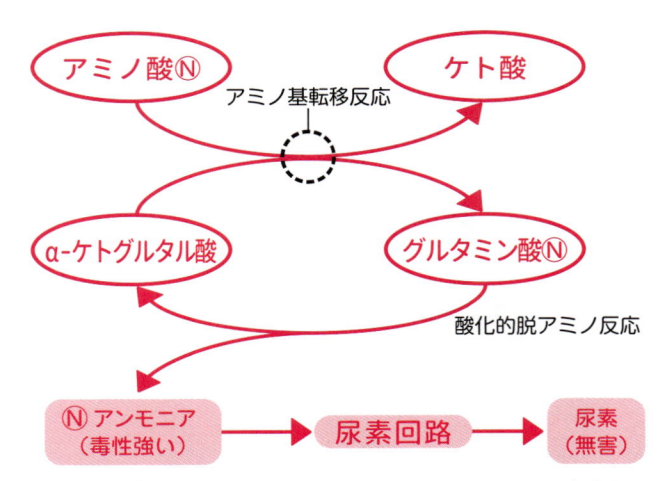

キーワード

糖新生：エネルギー産生の主要物質であるグルコースが不足したとき、脂質やアミノ酸などの糖質ではない物質からグルコースを生成すること。

嫌気的解糖系：①酸素が少なくてもエネルギーをつくることができる。②生まれて間もない新生児にとって有利である。

TCA回路：十分な酸素が取り込まれるようになると、ミトコンドリアでの好気的解糖系が主となりエネルギーを産生する。

```
   アミノ酸Ⓝ              ケト酸
         ＼  アミノ基転移反応  ／
          ＼      ◯      ／
           ＼           ／
   α-ケトグルタル酸    グルタミン酸Ⓝ
                            ↓
                       酸化的脱アミノ反応
         ↑                  ↓
    Ⓝ アンモニア  →  尿素回路  →  尿素
     （毒性強い）                 （無害）
```

※図中のⓃは窒素を示し、アミノ基をもっていることを意味する

図 II-J③-3 アミノ酸代謝とアンモニア代謝

4 脂質代謝

- 脂質のなかには、エネルギー源としての中性脂肪、細胞膜の構成成分であるリン脂質・糖脂質・コレステロールや、アラキドン酸などの多価不飽和脂肪酸がある。
- 中性脂肪は、エネルギー産生を必要としないときは脂肪細胞に蓄積される。
- エネルギー産生を必要とするときは、β酸化からアセチルCoA、NADH（nicotinamide adenine dinucleotide；ニコチンアミドアデニンジヌクレオチド）、$FADH_2$（flavin adenine dinucleotide；還元型フラビンアデニンジヌクレオチド）が産生され、アセチルCoAはTCA回路に入る。

（國方徹也）

> **キーワード**
>
> 多価不飽和脂肪酸：不飽和結合（二重結合や三重結合）を2カ所以上もつ脂肪酸を多価不飽和脂肪酸といい、必須脂肪酸に多い。エイコサペンタエン酸（EPA）、ドコサヘキサエン酸（DHA）も多価不飽和脂肪酸であり、最近はいろいろな医薬品やサプリメントとして販売されている。

J ちょっと難解だけど知っておきたい
④新生児の免疫

はじめに

　免疫とは、体内に侵入した微生物や異物などを認識し、排除するしくみである。免疫には、以下の3つの機能がある。
　①生体の防御機能：病原体などの異物から生体を守る。
　②生体の恒常性維持：死んだ細胞や死骸を片づける。
　③生体の監視機能：感染や腫瘍などで障害を受けた細胞を発見し駆除する。
　また免疫は、役割の違いにより、以下の2つに分類される。
　①自然免疫：異物のおおまかな構造を認識し、最前線で作動する免疫。
　②獲得免疫：出生後に異物と遭遇することで獲得される、より特異的な免疫。

新生児の免疫の特徴

□出生時に備わっている免疫機構は、機能的に未熟で量的にも不足しているため、感染症や抗原に対して脆弱である。
□胎児期は子宮内の無菌状態の環境で過ごし、母親の免疫機構に守られているため、感染症や抗原に対する曝露の経験がない。
□出生後は、母乳や胎盤由来のIgGで未熟な免疫能を補完している。

新生児の自然免疫は機能が未熟で量も不足している

❶自然免疫のはたらき（図Ⅱ-J④-1）
- 炎症が起こると、すみやかに集積する（遊走）。
- 生体内に侵入した病原体を異物として認識し、捕食により死滅させる（貪食作用）。
- 貪食した異物を抗原としてリンパ球に提示する（抗原提示作用）。

❷自然免疫で活躍する主な成分と特徴
好中球、単球、マクロファージ
- 骨髄で産生される。
- 主に細菌感染に対して活躍する。

> **コメント**
> 遊走能：新生児は遊走能が低いため、炎症部位への好中球や単球などの到達が遅れ、感染症が急速に悪化する恐れがある。

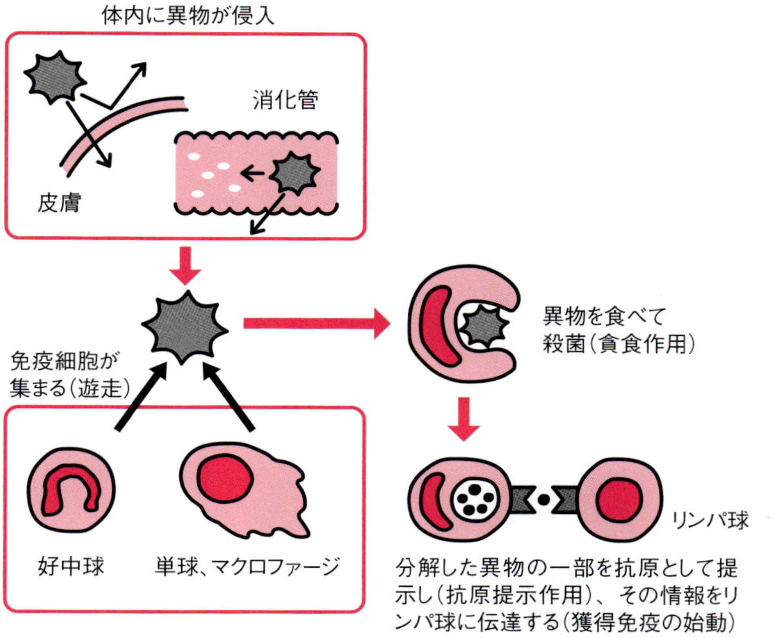

図Ⅱ-J④-1　自然免疫の細胞のはたらき

- 炎症時の遊走と増殖が低く、新生児感染症を重症化する原因となる。
- 好中球が減少していた場合は重篤な感染症を考慮する。

NK（ナチュラルキラー）細胞
- 主にウイルス感染に対して活躍する。
- 妊娠16週まではほとんど産生されず、このころのウイルス感染は重篤な後遺症を残す可能性がある。
- 正期産児でも機能が未熟なため、単純ヘルペスウイルス（HSV）、サイトメガロウイルス（CMV）が重症化する原因となる。

補　体
- 血液中の免疫作用をもつ蛋白質である。
- 貪食作用の促進、病原体を殺傷、炎症細胞を誘導する作用をもつ。
- 新生児では活性化機能や量が低く、感染症が重症化する原因となる。

感染や異物を経験しながら獲得免疫能を高めていく

❶獲得免疫とは
- 特定の異物（抗原）に対して示す特異的な反応である。
- 過去に経験した抗原を記憶することができ、多種多様な抗原に対応で

きる。

2 獲得免疫の役割分担
能動免疫
- 抗原の曝露〔感染や予防接種（ポリオ生ワクチンなど）〕によって自力で抗体をつくり獲得した免疫である。
- 自分の身体でつくり、記憶された抗体なので、永久的に保持される。

受動免疫
- つくられた抗体をもらうこと（母乳中の免疫成分、母体から移行したIgG、重症な感染で投与されるガンマグロブリン製剤）で獲得した免疫である。
- 自分でつくった抗体ではないため、時間がたつとなくなってしまう。

3 獲得免疫で活躍する主な成分と特徴
免疫グロブリン
- Bリンパ球から産生される蛋白質である。
- 毒素を中和、貪食作用の亢進、補体を活性化する作用をもつ。

- IgG
  - 胎児期には産生されないが、胎盤をとおして母親から胎児に移行する。
  - 母体由来のIgGは徐々に減少し、生後4～5カ月でほぼ消失する。
- IgM
  - 生後6カ月から産生が増加し、生後1年で成人と同程度となる。
  - 胎盤を通過しない。
  - 出生時からIgM高値（＞20mg/dL）の場合は、子宮内感染が疑われる。
- IgA
  - 胎児期には産生されず、胎盤を通過しない。
  - 生後1年で成人の20％程度である。
  - 腸管と気道にある免疫グロブリンの主要な構成成分である。
  - 母乳から供給され、特に初乳に多い。

免疫グロブリンの血中濃度の変化を図Ⅱ-J④-2[1]に示す。

リンパ球（T細胞、B細胞）
- 1つのリンパ球は、ある1つの特定の抗原を認識することができる。
- 多くのリンパ球が存在することにより、多種多様な抗原への対応が可

(mg/100mL)

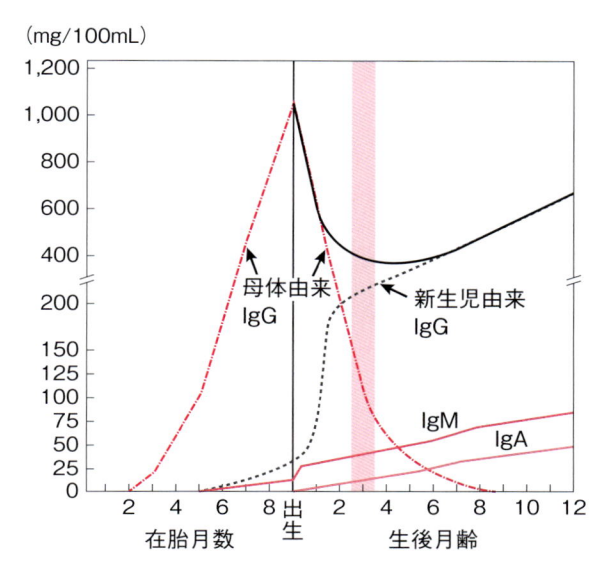

生理的免疫不全状態：母体由来のIgGが減少し、新生児自身がIgGを十分につくり出すまでの生後3カ月（2.5〜3.5カ月）ころに免疫グロブリンが最も低くなる。これを一過性の生理的免疫不全状態という。その時期に麻疹などの弱毒性ワクチンの接種が設定されている。
生後1歳で、IgG、IgM、IgAはそれぞれ成人の60％、75％、20％となる。

図Ⅱ-J④-2　免疫グロブリン血中濃度の出生前後の変化

(Miller ME : Host Defenses in the Human Neonate. Grune & Stratton, New York, 1978. より引用)

能となる。
- T細胞は活性化すると、ほかの免疫細胞の誘導や感染細胞を除去する作用をもつ。
- B細胞は活性化すると免疫グロブリンを産生する。

新生児の免疫を守る母乳

- 母乳には、腸管に存在する微生物に作用する免疫グロブリン、リンパ球が含まれ、抗菌作用がある。
- 腸管免疫を担うIgAを多く含む（特に初乳）。
- 母乳中のラクトフェリン、リゾチームは抗菌作用をもつ。
- IgA、ラクトフェリン、リゾチームは、早産児を生んだ母親の母乳により多く含まれる。

■文献
1) Miller ME : Host Defenses in the Human Neonate. Grune & Stratton, New York, 1978.

（藤山　聡、齋藤　誠）

キーワード

初乳：産後約1週間分泌される乳汁。通常の母乳に比べ、黄色くドロッとしている。IgA、オリゴ糖、ラクトフェリンを多く含み、病原細菌の侵入を防いだり、抗炎症作用など感染防御の点で新生児にとって大切なものである。

MEMO

Ⅲ章

新生児の反応を
キャッチしてケアする

はじめに

新生児は外界からの刺激に敏感であり容易にストレスを感じやすい。また、言葉で訴えることができないため、自分の意思を十分に伝えられない。看護師は、新生児が発する小さなサインも見逃さない観察力を備えるとともに、新生児のストレスが最小限となるよう、環境調整をしたり、ケアの方法を考えたりする役割を担っている。

まず、新生児の行動をじっくりと観察する。言葉以上にさまざまな反応（表情や身体の動き）で看護師に訴えかけてくる。そのさまざまな反応は「どのようなときに起こるのか」「何を意味しているのか」を知る必要がある。

ここでは、他稿「ストレスに対応する」（p71〜78）で学んだ知識をもとに、新生児のさまざまな反応と安定した状態に導くケアについて紹介する。

安定しているときとストレスを感じているとき、痛いときの反応

NICUに入院した新生児は出生直後から、採血や吸引といった医療処置を受ける。超早産児であっても痛みや不快な刺激を加えられると手足を動かしたり、顔をしかめたりとさまざまな反応を示す。

新生児が「安定しているか」「ストレスを感じているか」「痛みを感じているか」を判断する指標として、生理学的指標、行動学的指標、生化学的指標がある（表Ⅲ-1）。

生化学的指標は即座に評価できるものではないため、日常的な観察指標としては使用しにくい。そのため、生理学的指標と行動学的指標を観察し、新生児の状態を評価していく。

1 生理学的指標

採血や吸引などの痛みが加えられたり、騒音やまぶしい光、冷たい手、乱暴にふれられることなどによりストレスを感じると、呼吸数・心拍数・血圧が上昇する。しかし、ストレスや痛みが長く続いた場合には、これらの値は一時的に上昇した後、徐々に低下し、無呼吸になることもある。ストレスを感じていることに早く気づくために、新生児の安定しているときの呼吸数・心拍数・血圧・酸素飽和度などを把握しておく。

> **コメント**
>
> ストレス？ それとも痛み？：触られた感覚と痛みの感覚を区別できるようになるのは在胎35〜37週ころなので、それ以前の新生児は触られることも痛みと認識してしまう。

表 Ⅲ-1 新生児のストレス・痛みの指標

生理学的指標	心拍数、呼吸数、血圧、皮膚色、酸素飽和度、脳波、脳血流など
行動学的指標	睡眠覚醒状態、表情筋の変化、上下肢の動きなど
生化学的指標	血中アドレナリン、ノルアドレナリン、グルカゴン、アルドステロン、コルチコステロンなど

ストレスや痛みがなく安定していると、皮膚色は良好となり、呼吸は穏やかで規則的であり、バイタルサインが正常範囲から逸脱することはない。

❷ 行動学的指標

睡眠覚醒状態

新生児の睡眠は、在胎期間が短いほど浅睡眠が多く、深睡眠が少なく、浅睡眠、まどろみ、短い覚醒時間といった状態が途切れ途切れに出現する。また、NICUに入院すると、処置やケアのために睡眠が妨げられやすい。そのため、新生児の睡眠覚醒状態をよく観察し、覚醒のタイミングに合わせてケアを行う。

新生児の睡眠覚醒状態は、state 1〜6で表現する（p74「図Ⅱ-I-2」参照）。stateには順序性があり、「state 1→2→3→4→5→6」、あるいは「state 6→5→4→3→2→1」のように移行していくことが健全な状態[1]である。新生児が安定しているときは、睡眠時にはスヤスヤとした寝顔であり、覚醒時は生き生きとした表情となり、啼泣しても抱っこするとすぐに落ち着く。また、痛み刺激やストレスに対しても、下肢を突っ張ったり、手を口に持っていく、何かをつかむなどといった自己鎮静行動をとることができる。

ストレスサインと安定化サイン

強い刺激や耐えられない刺激が加わることにより、新生児は「びっくりする（驚愕）」「手足をピンと伸ばす」「呼吸が不規則になる」などの反応を示す。これをストレスサインと呼ぶ。

一方で、心地よい環境であったり、ケアを受けているときには、「表情が穏やかになる」「手足は屈曲位をとり、リラックスしている」など、安定化サインを示す（p75「表Ⅱ-I-2」参照）。

胎内でも、「指しゃぶり」「つかむ」「手で顔や口を触る」「手を握る」「子宮壁に足を押しつける」「丸くなる」「臍の緒にしがみつく」など自己鎮静行動をとっている。

痛み刺激に対する反応

胎生25週前後には成人と同様の痛覚伝導路が完成しており、痛みは大脳まで伝わっている。痛み刺激を受けた新生児は顔をしかめ、眉間・鼻根・下眼瞼・額にしわを形成する。また、表情の変化だけでなく、泣き出したり手足の筋緊張が亢進したりとさまざまな反応を示す。

痛みは第5のバイタルサインといわれる。痛みをともなう処置が行われた後はもちろんであるが、体温や心拍数などと同様に正常（痛みがない状態）であるか、介入が必要な状態であるかを継続的に観察する。

コメント

深睡眠と浅睡眠：深い睡眠と浅い睡眠のサイクルが出現するのは在胎21週ころ。睡眠のサイクルは成人で約90分に対し、新生児は約40〜50分。正期産児で生まれたばかりであっても、浅睡眠は全睡眠の50〜60％を占めており、少しの物音で起きやすいため注意する。

キーワード

自己鎮静行動：新生児がストレスを感じたときに、「手を口に持っていく（指しゃぶり）」「つかむ」「屈曲位をとる」などの行動をとり、自らをなだめる（安定化に導く）行動。

Ⅲ 新生児の反応をキャッチしてケアする

安定化のためのケア

1 ケアを行うタイミングをはかる

　ケアを行う前には睡眠覚醒状態を観察し（stateで評価、p74参照）、その新生児にとってケアを始めるタイミングとして適切であるかを考える必要がある。

　新生児の処置やケアを実施するのに適しているのはstate 4である。state 2～3では声をかけたり、やさしくふれたりして覚醒を促してから処置やケアを行う。state 6では、泣いている状態のままでケアを行うのではなく、まずなだめのケアを行いstateを3～5にしてからケアを行う。処置やケアを早く行いたいばかりに、睡眠覚醒度を無視してstate 1のときに処置やケアを行うと、新生児は驚き、もぞもぞと身体をよじらせたり、手足をばたつかせたりして落ち着かない状態となり、安定した状態に導くまでにかなりの時間を要することになってしまう。

　また新生児には、ケアをまとめて行ったほうがよい場合と、まとめてケアを行うことに耐えきれない場合とがある。タイミングをはかるのと同時に、どれくらいのケアをするのかを考える。

2 ストレスサインに対応する

　ケアや処置の最中は、ストレスサインと安定化のサインを注意深く観察する。

　NICUの環境は新生児にとってストレスになりやすい。修正週数や新生児の病状などを考慮し、ストレスサインが出現しやすい場合は、胎内環境に近づけるよう子どもの周りを囲むなど、自己鎮静行動ができるような環境調整にも配慮する。

　ケア中にストレスサインが出現した場合は、子どもの手をできるだけ口もと付近に持っていき、殿部と足底が同じラインにくるようにして、子どもが落ち着くまでファシリテイティッド・タッキング（facilitated tucking；FT）（**写真Ⅲ-1**）や包み込み（**写真Ⅲ-2**）を行う。ツンツンと突くようにふれるよりも、手のひらで包み込むようにふれるほうが、心地よく安心できる。ファシリテイティッド・タッキングは自分の頬を両手で押さえたときに気持ちがよいと思えるくらいの力加減で行うとよい。ファシリテイティッド・タッキングをやめる際には、急に手を離すと驚いてしまうため、徐々に手の力を抜くとよい。ストレスサインに対して行うケアは、新生児の自己鎮静行動を支援することである。

3 痛み刺激に対するケアの考え方と実際

　新生児の痛みを軽減するケアで最も効果的なことは、痛みを与えない

コメント

なだめのケア：新生児は、修正週数や出生体重が小さいほど自己鎮静行動がとりにくい。なだめのケアには、ファシリテイティッド・タッキング（FD）や抱っこなどがある。

ポイント

新生児のケア：体位変換、おむつ交換と一連の流れで行うことがよいが、それ以前の新生児は触られることを痛いと感じてしまうため、体位変換だけであってもまずは顔の向きのみを変え、その後体幹の向きを変えるなど、子どもの状態をみながら分散してケアを行ったほうがよい。

キーワード

ファシリテイティッド・タッキング：新生児の四肢を屈曲位にし、四肢・頭部・体幹を両手で包み込むこと。ホールディングともいう。

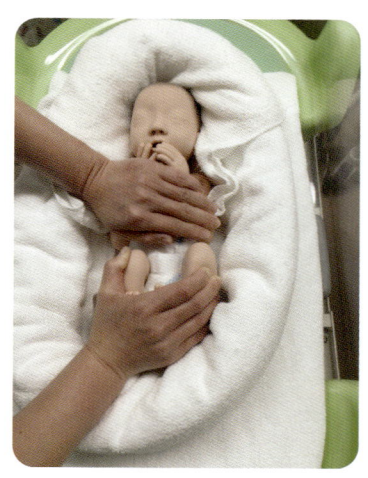

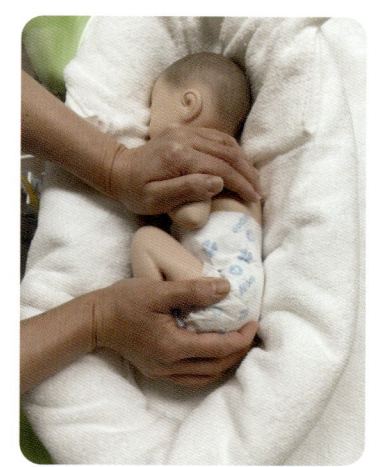

仰臥位の場合　　　　　　　　　側臥位の場合

四肢は屈曲位。身体を丸く包み込み、子どもの手が口もとにくるようにする

写真　Ⅲ-1　ファシリテイティッド・タッキング（FT）

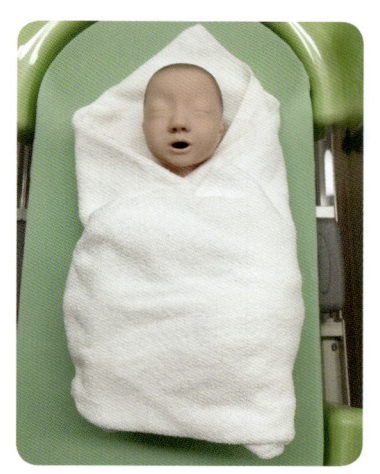

子どもをタオルなどで巻いて包み込む姿勢（四肢は屈曲位）

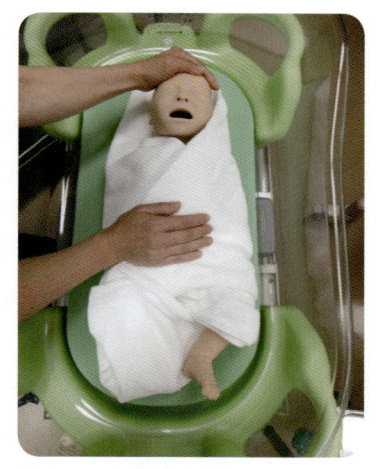

足底への採血などのとき：採血する側の四肢はくるまずに出すことで、子どもの安静は保たれやすい

写真　Ⅲ-2　包み込み

ことである。NICUに入院した新生児は、痛みをともなう処置を受けることは避けられないが、痛みの経験回数を少なくするように考える必要がある（**表Ⅲ-2**）。

　痛みをともなう処置やケアを行う際は必ず2人以上で行う。その際、1人は処置、もう1人は処置前から処置終了まで、新生児の観察および痛みの緩和ケアを行う。主な緩和ケア方法を**表Ⅲ-3**に示す。海外では痛みに対する緩和ケアとしてショ糖を用いることがあるが、国内での使用については検討段階である。

表 Ⅲ-2	痛みの経験回数を少なくする方法

①同一者の実施は2回までとする
②新生児の状況により、手技が確立されたスタッフ（エキスパートナース）が実施する
③技術能力を向上させるための技術訓練を実施する
④可能なかぎりモニターなどの非侵襲的方法を選択する
⑤穿刺回数を少なくするために動静脈ルートを確保する
⑥定期的にルーチンケアや処置を見直し、必要性を検討する

表 Ⅲ-3	痛みに対する緩和ケア

①環境調整（音・光環境）
②やさしく子どもに声をかける
③ファシリテイティッド・タッキング（facilitated tucking；FT）
④包み込み
⑤抱っこ
⑥skin-to-skin contact（SSC）、カンガルーケア
⑦直接母乳授乳や搾母乳の投与
⑧non nutritive sucking（NNS：栄養に関係のない吸啜、おしゃぶり）

　新生児の痛みに対する反応、行った緩和ケアを必ず記録に残し、個別性のあるケアに生かす。2014（平成26）年に公表された「NICUに入院している新生児の痛みのケアガイドライン」[2]によると、新生児の痛みの緩和ケアを効果的に行うには、多元的な指標で構成され、信頼性と妥当性が検証された測定ツール（表Ⅲ-4）[2]を用いて新生児の痛みをアセスメントすることが推奨されている。

　横尾らが開発したFSPAPI（エフエスパピ）は、気管チューブなどの固定によって顔面表情筋の動きが制限されない上部顔面の表情に注目し、処置に対する反応を5つのレベルに分類した、早産児の痛みのアセスメントのためのフェース・スケールである（表Ⅲ-5）[3]。

　各施設で測定ツールを選択する場合には、入院する新生児の特徴をふまえ、新生児にかかわるスタッフが使いやすく、新生児の痛みをきちんと測定でき、ケアにつなげられるものを考慮する。**資料Ⅲ-1**に、痛み評価記録の一例を示す。

> **キーワード**
>
> **NICUに入院している新生児の痛みのケアガイドライン**：NICUに入院している新生児にかかわるすべての医療者が、医療チームの取り組みとしてエビデンスに基づいた新生児の痛みのケアを実践し、NICUに入院している新生児が経験する痛みをコントロールでき、入院中の痛みの緩和や生活の質向上に寄与することを目的としている。

■文献
1) 木原秀樹：ケア環境の調整. 赤ちゃんにやさしい発達ケア；ディベロプメンタルケアとリハビリテーションがいちからわかる本，メディカ出版，大阪，2015, pp26-39.
2) 「新生児の痛みの軽減を目指したケア」ガイドライン作成委員会：NICUに入院している新生児の痛みのケアガイドライン（実用版）. 2014.
3) 横尾京子，阿部明子：早産児の痛みのアセスメントツール（FSPAPI）の開発；上部顔面表情運動の定量に基づいたフェース・スケール. 日本新生児看護学会誌 16(1)：11-18, 2010.

（岡本行江）

表 Ⅲ-4 新生児用ベッドサイド処置にともなう痛みの測定ツールとその特徴

ツール名	対象	指標項目	スコア
NIPS（Neonatal Infant Pain Scale）	修正31～39週	生理：呼吸様式 行動：顔表情、啼泣状態、腕の動き、足の動き、睡眠覚醒状態	0～7
PIPP（Premature Infant Pain Profile）	在胎24～40週 生後28日以下	生理：睡眠覚醒状態、心拍数、酸素飽和度 行動：顔表情（眉の隆起、強く閉じた目、鼻唇溝） 修正週数	0～21
日本語版PIPP	修正37～42週	同上	0～21
PIPP-R（PIPP-Revised）	在胎25～41週 生後1週以下	同上	0～21
FSPAPI（Face Scales For Pain Assessment of Preterm Infants）	修正29～35週	生理：顔色（蒼白） 行動：顔表情（しわ形成）、全身の弛緩	0～4
NIAPAS（Neonatal Infant Acute Pain Assessment Scale）	在胎23～42週 生後1～2週以下	生理：呼吸様式、心拍数、酸素飽和度 行動：睡眠覚醒状態、顔表情、啼泣、筋緊張、操作への反応 修正週数	0～18

〔「新生児の痛みの軽減を目指したケア」ガイドライン作成委員会：NICUに入院している新生児の痛みのケアガイドライン（実用版）．2014，p7．より抜粋〕

表 Ⅲ-5 早産児の痛みのアセスメントのためのフェース・スケール（FSPAPI）ベッドサイド処置用

レベル	0	1	2	3	4
上部顔面表情					
しわ形成部位	なし	眉間	眉間 鼻根 下眼瞼	眉間 鼻根 額 下眼瞼（上眼瞼）	消失
特記事項	・処置前と同じ ・収縮性以外の動きや開眼を認めることもある	・眉弓の膨隆を認めるが、しわ形成が不明瞭がことある	・下部顔面：鼻唇溝を認めることもある	・下部顔面：鼻唇溝と開口を認める ・額のしわは、水平方向のほかに、眉間に向かって斜めに走るしわもある ・上眼瞼のしわは、低体重の場合に出現する	・顔面蒼白や全身弛緩が出現する ・緩和法や処置中断により回避する

〔横尾京子，阿部明子：早産児の痛みのアセスメントツール（FSPAPI）の開発；上部顔面表情運動の定量に基づいたフェース・スケール．日本新生児看護学会誌 16（1）：15，2010．をもとに作成〕

＊痛み評価記録用紙（NIPS）＊

ID ＿＿＿＿＿＿＿＿　　評価者氏名 ＿＿＿＿＿＿＿＿

日付 ＿＿＿＿　時間 ＿＿＿＿　患者氏名 ＿＿＿＿＿＿　評価のタイミング ＿＿＿＿＿＿

処置実施直前のHR ＿＿＿　SpO₂ ＿＿＿			処置前	処置中	処置後		
					直後	3分後	落ち着いた時間（　分）
顔表情	0点	穏やか					
	1点	しかめた顔					
啼泣	0点	なし					
	1点	弱々しい					
	2点	激しい					
呼吸様式	0点	穏やか					
	1点	呼吸状態の変化					
上肢	0点	リラックス					
	1点	筋緊張の亢進					
下肢	0点	リラックス					
	1点	筋緊張の亢進					
覚醒度	0点	入眠 or 穏やかな覚醒					
	1点	覚醒し落ち着きがない					
		総数	点	点	点	点	点

処置中　HR：＿＿＿＿　SpO₂：＿＿＿＿　　処置後最終の　HR：＿＿＿＿　SpO₂：＿＿＿＿

【処置後について】

- **処置直後**の評価の結果が**3点以上**・・・・・**緩和ケア**の実施となります。
  2点以下の場合は評価・緩和ケア介入の終了となります。
- 下の◇緩和ケア実施表◇のケア内容のなかで実際に行った項目に、行った順番を記入してください。
  例えば、処置前から処置直後まで継続していた場合は「→」の記入をお願いします。

◇緩和ケア実施表◇	処置前	処置直後	処置3分後
NNS			
FT、タオルなどで包む			
抱っこ			
カンガルーケア			
声をかける			
直接母乳授乳、ボトル授乳			
環境調整（部屋を暗くするなど…）			
その他（　　　　　　　）			

- 3分後に再評価します（もしも3分前に児が落ち着いた場合は「落ち着いた時間」というところに記入）
  同じく3点以上だった場合は今行っていた緩和ケアを継続または別の緩和ケア方法を行ってください。
  2点以下の場合は評価・緩和ケア介入の終了となります。
- 以降は評価結果が2点以下になるまで緩和ケアを行い、「落ち着いた時間」のところで最終評価をして評価・緩和ケア介入の終了となります。

※NNS：non nutritive sucking（栄養に関係のない吸啜、おしゃぶり）
※FT：ファシリテイティッド・タッキング

資料 Ⅲ-1　痛み評価記録（Neonatal Infant Pain Scale；NIPS）の一例

# IV章

新生児の生活環境

A 感染対策 …………………………………………………… p.106
B 事故対策 …………………………………………………… p.114

A 感染対策

はじめに

新生児は成人に比べて、免疫学的に脆弱であるため、NICUは院内感染ハイリスク区域であるといえる。NICUにおいて院内感染のほとんどは、医療者や共有される医療器具・器材を介して伝播されたものである。そのため、NICUに勤務するすべての医療者は、清潔と汚染、保菌と感染、感染経路とその遮断など感染予防対策について教育・訓練を受け、それを実践していく必要がある。

感染対策の基本

感染発生のプロセスは「感染成立の連鎖（chain of infection）」で表現される[1]。感染は、「病原菌」「病原巣」「排出門戸」「感染経路」「侵入門戸」「感受性宿主」の6つの要因がそろうことで初めて成立するため、どれか一つでも断ち切れば感染を阻止できることになる（図Ⅳ-A-1、表Ⅳ-A-1）。特に感染経路の遮断は、NICU内で働くすべての医療者が行うべきことである。伝播予防対策として、標準予防策（表Ⅳ-A-2）[2]に加

> **キーワード**
> 標準予防策：血液・体液（汗を除く）・排泄物など湿性生体物質はすべて、感染の可能性があるものとして取り扱う予防策のこと。

- 黄色ブドウ球菌
- 緑膿菌
- セラチア

病原菌

宿主（病原巣） ・保菌者（医療者、新生児）

排出門戸 ・口・鼻（喀痰） ・肛門（便）

感染経路 断ち切る 断ち切る ・医療者の手

侵入門戸
- 臍
- 皮膚・粘膜
- 気道・消化管

感受性宿主 ・常在菌がいない新生児

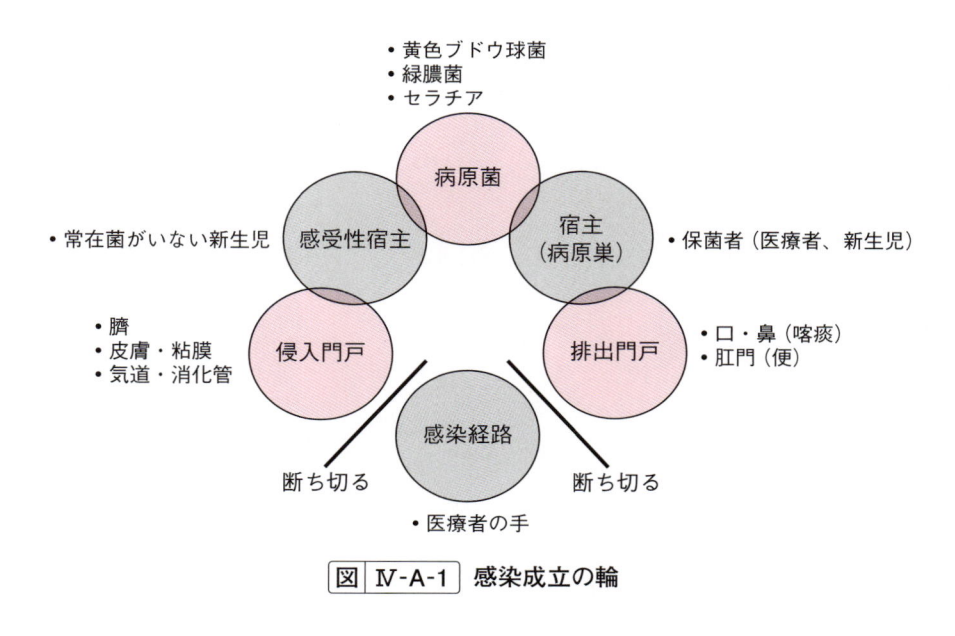

図 Ⅳ-A-1 感染成立の輪

表 Ⅳ-A-1 感染成立の輪

項目	内容	具体例
病原菌	・感染症を起こす原因となる微生物	・MRSA（メチシリン耐性黄色ブドウ球菌）、セラチア、緑膿菌 ・ESBL（基質特異性拡張型βラクタマーゼ産生菌） ・CRE（カルバペネム耐性腸内細菌科細菌）
宿主 （病原巣）	・病原菌が定着した新生児や医療者 ・病原菌が侵入し、感染症を起こした新生児・医療従事者 ・医療環境や共有する医療器具	・子ども：保菌・感染の部位（喀痰、尿、便、創部、臍部、皮膚） ・医療者：保菌・感染の部位（手の傷、喀痰、鼻腔など） ・台所の流しなどの水回り（流し、スポンジ、洗浄ブラシ、固形石鹸など）
排出門戸	・宿主から排出されるところ	・喀痰などから検出された場合 → 口・鼻 ・便から検出された場合 → 肛門 ・尿から検出された場合 → 尿道 ・創部（膿）から検出された場合 → 創部 ・眼脂などから検出された場合 → 眼 ・耳分泌物から検出された場合 → 耳 ・血液から検出された場合 → 血液
感染経路	・宿主以外のものへ新たに感染（保菌）を起こす経路	・接触感染：医療従事者の手、共有される医療器具・器材など ・飛沫感染：気道分泌物などによる飛沫感染 ・空気感染：気道分泌物による空気感染 ※NICUでは接触感染が最も多い
侵入門戸	・病原体が新たに侵入する入口	・眼、鼻、口、創部（ドレーン）、耳など ・医療器具：血管内留置カテーテル、尿道留置カテーテル、人工呼吸器、創部ドレーンなど
感受性宿主	・生体防御システムが未熟、または治療などにより破綻している新生児	・常在菌叢を未獲得の新生児 ・医療器具を使用している新生児 ・免疫力が低い新生児

え、感染経路別予防策（接触予防策、飛沫予防策、空気予防策）（表Ⅳ-A-3）[3]を行う。

キーワード

感染経路別予防策：感染症がわかっている患者に対して、標準予防策に付加して実施する予防策のこと。

NICUに特有の感染

新生児・低出生体重児に特有な感染として、胎内感染（垂直感染）、産道感染、出生後感染（水平感染）がある。胎内感染には、経胎盤感染と経羊水感染がある。

1 胎内感染

胎内感染を起こす代表的な病原体には、トキソプラズマ、風疹ウイルス、サイトメガロウイルス（CMV）、単純ヘルペスウイルス（HSV）、エンテロウイルス、梅毒、ヒト免疫不全ウイルス（HIV）、水痘ウイルス、パルボウイルスがある。これらの感染症のほとんどは、妊娠中のスク

表 Ⅳ-A-2　標準予防策に基づくNICUにおける要点

項　目	考え方	NICUにおける要点
手指衛生	手指を介した伝播を予防する。適切な方法・タイミングで実施する。	・WHOの「手指衛生が必要な5つの瞬間」に基づいた手指衛生の実施（図Ⅳ-A-2）[3]。 ・保育器内に肘まで手を入れる・抱っこをする場合で、石鹸を用いた手洗いを行う際は、肘まで洗う。 ・長い爪は細菌の温床となる[4]、また、手袋を使用する場合に手袋の破損をまねくため、爪は短く切る。
個人防護具	個人防護具は、粘膜、気道、皮膚および衣服を病原体との接触から守る。	・バリア機構が脆弱な新生児の処置・ケアを行う際は必須である。 ・吸引・おむつ交換など曝露リスクのある処置（汚染部位操作）から清潔部位操作に移行する際は、手袋を交換する。 ・エプロンやガウンの使用は、新生児との接触、衣服への曝露範囲を考慮して使用する。
ケアに使用した物品の取り扱い	ケアに使用した物品は、新生児およびその周辺の微生物、新生児から排出された分泌物に含まれる微生物が付着している可能性がある。薬剤耐性菌検出時は専用にする、もしくは使用物品の適切な処理（洗浄・消毒・滅菌）を行う。	・体温計やメジャーなどは個人専用とする。 ・個人専用とすることが難しい体重計や血糖測定器、沐浴槽などは使用ごとに消毒する。 ・蘇生に使用する器具・喉頭鏡は、滅菌するのが理想である。
周囲の環境対策	新生児のケア区域のノンクリティカルな表面の清掃と消毒を行う。高頻度接触面、新生児の周辺の表面は1日1回の清掃・消毒が必要である。	・新生児の周囲の環境整備として、1日1回以上の湿式清掃を行う。 ・シリンジポンプなどは輸液・人工乳による汚染がないか、また、モニター類のタッチパネル部も忘れずに清掃・消毒を実施する（写真Ⅳ-A-1）。 ・体温計などを床に落とした場合は、表面をアルコールなどで湿式清掃する。
汚染リネンの取り扱い	血液や体液で汚染されたリネンは汚染を拡大させない方法ですみやかに交換する。	・血液、排泄物、人工乳、体液などで汚染されたリネン類は、すみやかに交換する。 ・クベース内の高温・多湿の環境は、微生物の増殖を助長する。
血液媒介病原体対策	針やそのほかの鋭利物による事故防止対策である。	・安全機構付き器材の導入が望ましい。 ・新生児の予測不能な動きによる事故や、介助者への針刺し、使用した針の一般ごみへの廃棄などによる事故防止に留意する。
新生児の適切な配置	感染性病原体の伝播の懸念がある場合は個室が望ましい。	・先天性風疹症候群や薬剤耐性菌検出時など、感染性病原体の伝播の懸念がある場合は個室が望ましい。不可能な場合は、ベッド間隔を考慮する、表示を明確にするなどの対応が必要となる。
呼吸器衛生、咳エチケット	咳・くしゃみなど呼吸器症状のある人や、感染者からの伝播を予防するための対策である。	・咳・くしゃみなど呼吸器症状がある場合は、マスクを着用する。ただし、そのマスクにふれた手指でパソコンや新生児の環境にふれない。 ・インフルエンザなどの発生時は、出勤停止、面会制限などの対応を明確にしておく。 ・咳やくしゃみをする際はティッシュなどで覆う、呼吸器の分泌物を触った手はすみやかに手指衛生を行う、呼吸器感染者との間隔は約1m以上あけるなどがある。
注射を介した感染予防	複数回使用のバイアルからの薬剤吸引時に汚染された針を使用してはならない。	・バイアル製剤を使用する場合、新生児は1回量が少量であるため、複数の新生児に使用することがある。その場合、複数回の穿刺をすることになるが、この行為自体が薬剤汚染リスクを高める。したがって、患者ごとに単回使用とすることが望ましい。
特殊な処置の際のマスク着用	フェイスマスクを着用することで、口腔咽頭細菌の飛沫の散布を予防する。	・無菌的処置を行う際はフェイスマスクを着用する。

（CDC：2007 Guideline for Isolation Precautions：Preventing Transmission of Infectious Agents in Healthcare Settings. をもとに作成）

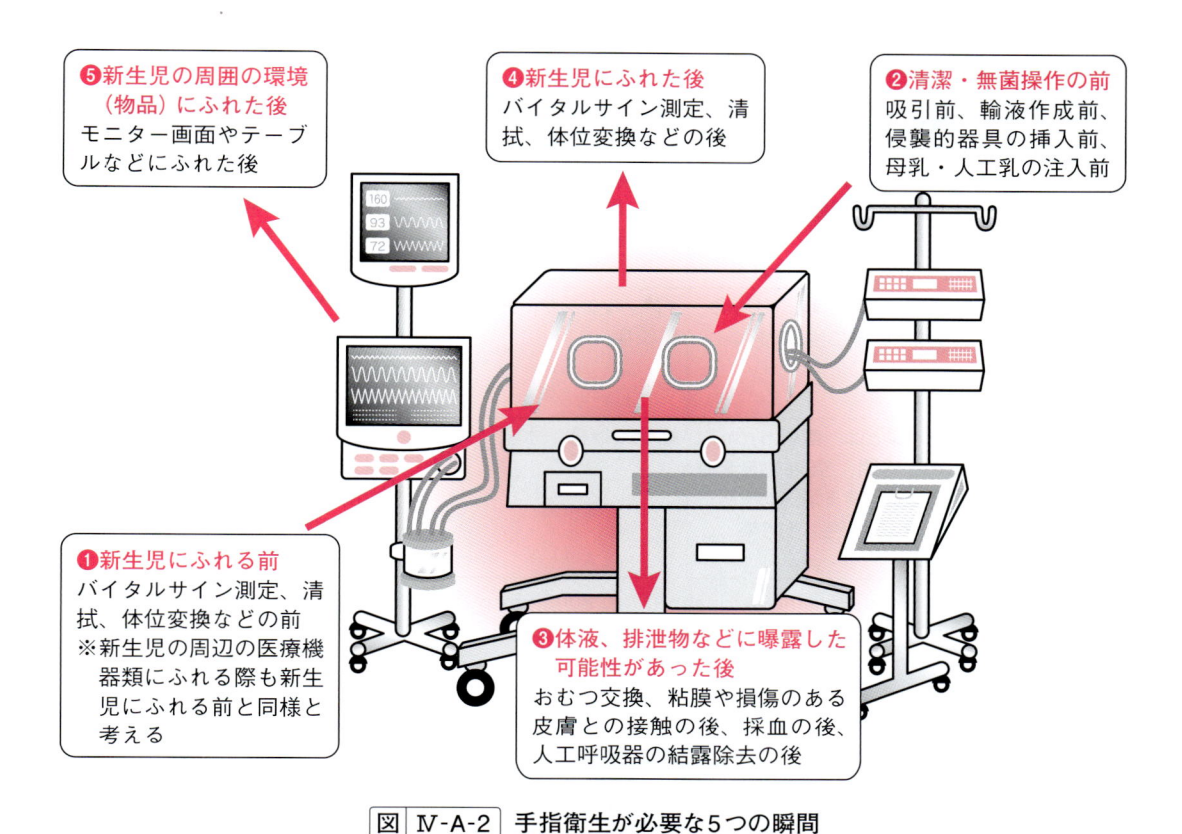

❺新生児の周囲の環境（物品）にふれた後
モニター画面やテーブルなどにふれた後

❹新生児にふれた後
バイタルサイン測定、清拭、体位変換などの後

❷清潔・無菌操作の前
吸引前、輸液作成前、侵襲的器具の挿入前、母乳・人工乳の注入前

❶新生児にふれる前
バイタルサイン測定、清拭、体位変換などの前
※新生児の周辺の医療機器類にふれる際も新生児にふれる前と同様と考える

❸体液、排泄物などに曝露した可能性があった後
おむつ交換、粘膜や損傷のある皮膚との接触の後、採血の後、人工呼吸器の結露除去の後

図 Ⅳ-A-2 手指衛生が必要な5つの瞬間

（WHC Guidelines on Hand Hygiene in Health Care, 2009. http://whqlibdoc.who.int/publications/2009/9789241597906_eng.pdfをもとに作成）

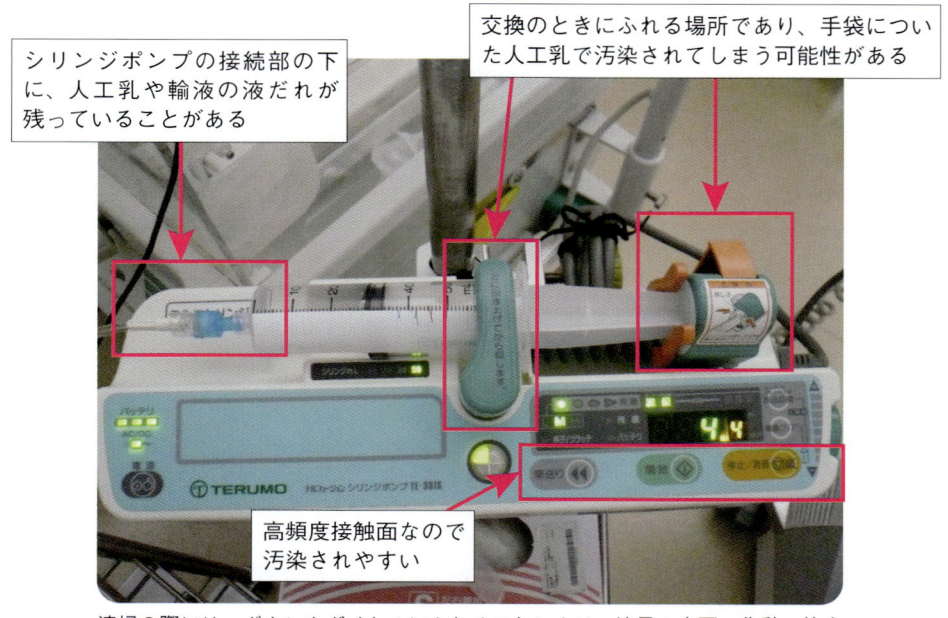

シリンジポンプの接続部の下に、人工乳や輸液の液だれが残っていることがある

交換のときにふれる場所であり、手袋についた人工乳で汚染されてしまう可能性がある

高頻度接触面なので汚染されやすい

清掃の際には、ボタンやダイヤルにふれることにより、流量の変更、作動の停止などにならないよう十分に注意する。

写真 Ⅳ-A-1 シリンジポンプの清掃場所

表 Ⅳ-A-3 感染経路別の予防策

経路別予防策	感染経路	主な感染症	予防策
接触予防策	接触感染とは、「ヒト-ヒト」のような直接接触や、「ヒト-環境(器具・器材)-ヒト」のような間接接触による感染	MRSA(メチシリン耐性黄色ブドウ球菌)などの薬剤耐性菌、緑膿菌、セラチア	患者およびその周辺の環境は汚染されているとみなし、患者およびその周辺にふれる可能性がある場合は、手袋とガウンを着用する
飛沫予防策	飛沫感染とは、咳、くしゃみ、会話などの際に生じる感染	インフルエンザ、RSウイルス感染症	左記の感染症の飛沫が呼吸器系に入らないよう、鼻・口を防護することを目的として、外科用マスク(サージカルマスク)を使用する
空気予防策	空気感染とは、直径5μm以下で長時間、空気中を浮遊することができる飛沫核を吸い込むことにより生じる感染	結核、麻疹、水痘	空気感染隔離室に加え、それらの飛沫核を吸い込まないよう、米国労働安全衛生研究所(NIOSH)のN95規格をクリアした微粒子用マスクを使用する

(WHO Guidelines on Hand Hygiene in Health Care. 2009. http://whqlibdoc.who.int/publications/2009/9789241597906_eng.pdfをもとに作成)

表 Ⅳ-A-4 胎内感染における分娩時から出生後の感染対策

代表的な感染症	実施する予防策および留意点
先天性サイトメガロウイルス(CMV)感染症	・分娩時の接触予防策 ・サイトメガロウイルス抗体陽性の母体からの母乳や輸血は避けるのが望ましい[6] ・出生後の新生児に対しては標準予防策
先天性風疹症候群	先天性風疹症候群の新生児からウイルスが排出されている期間 ・原則、個室が望ましい 　※個室でない場合、抗体をもたない新生児とのベッド間隔を十分にあける。 ・飛沫予防＋接触予防策 　※新生児の診療に使用したマスクをそのまま使用し続けない。 ★新生児からのウイルス排出期間は生後1カ月～1年という報告がある[7]
先天性トキソプラズマ症	・分娩時の接触予防策 ・出生後の新生児に対しては標準予防策
先天梅毒	・分娩時の接触予防策 ・出生後の新生児に対しても接触予防策

リーニング検査により出生時に予測されているため、分娩時より感染予防対策を実施する(表Ⅳ-A-4)。

2 産道感染

出生時に産道の常在細菌や病原体と接触することで起こる。B群溶血性連鎖球菌(GBS)やクラミジア、単純ヘルペス、真菌などがある。これらに対しては、出産前の腟培養の結果に留意し、出生時より接触予防策を行う。特に経腟分娩時に留意する。

3 出生後感染

医療従事者の手指や汚染された環境などによる水平感染である。MRSA（メチシリン耐性黄色ブドウ球菌）などの薬剤耐性菌や、水回りに生息するセラチアやアシネトバクターなど、アウトブレイクを引き起こす可能性がある。

新生児の「宿主の防御機構の障害」「出生時における皮膚および粘膜の防御的因子細菌叢の不足」「皮膚のバリア機能の不足」「侵襲的処置および器具の使用」「広域抗菌薬への頻繁な曝露」など[6]が出生後感染、医療関連感染の要因となる。

> **キーワード**
> アウトブレイク[5]：院内感染のアウトブレイクとは、一定期間内に、同一病棟や同一医療機関といった一定の場所で発生した院内感染の集積が通常よりも高い状態のこと。

皮膚への病原微生物の定着予防

皮膚は、外界からの侵入物をバリアするための機能をもつ最大の臓器である。出生時に無菌だった新生児は出生後、母体の正常細菌叢や周りの環境の細菌が皮膚にコロニー化（定着）する。NICUに入院する新生児にとって、コロニー化するまでの期間における感染リスクは高い。皮膚の機能的・構造的成熟は在胎32～34週ころに完成する[7]ため、それ以前に出生した新生児は、皮膚のバリア機能が未熟であることと、侵襲的処置および器具の使用により、病原性細菌などが皮膚に定着してしまう可能性が高い。それゆえに「新生児に余計な菌をつけない」＝「ヒト・環境からの伝播経路を遮断する」必要があり、そのための感染予防対策として、適切な手指衛生、適切な個人防護具の使用、適切な環境整備が重要となる。

> **キーワード**
> 皮膚への細菌のコロニー化：無菌状態から皮膚に細菌が定着することをいう。

デバイス関連感染予防

NICUに入院する新生児には、気管チューブ、末梢・中心静脈カテーテル、臍動静脈カテーテル、胃・十二指腸チューブ、尿道留置カテーテルなどのデバイスが必要となる。各々のデバイスは、細菌の侵入門戸となるため、その管理や取り扱いには十分注意しなければならない。

1 中心静脈カテーテル関連血流感染予防

中心静脈カテーテル関連血流感染は、NICUにおける最も多い院内感染である。新生児にはPIカテーテル（末梢静脈挿入式中心静脈用カテーテル）が用いられる。中心静脈カテーテル関連血流感染は、カテーテル挿入のテクニックおよび挿入部分のケアが不十分であることが大きく関連している[6]。したがって、ドレッシング材などによる固定前の皮膚常在菌数や汚染を可能なかぎり減少させるために、穿刺部の皮膚の消毒を

丁寧に行う。また、挿入部が血液などで汚染されている場合は、その汚染を取り除き、もう一度消毒してからドレッシング材を貼付する。

2 人工呼吸器関連肺炎予防

気道分泌物を除去する際に用いる吸引チューブには、閉鎖式と開放式がある。吸引は、気道保菌に影響する開放式システムより閉鎖式システムのほうが利用しやすいと判断されている[6]。吸引を繰り返すことによって、管腔内にたまった分泌物が下気道にもち込まれることが、細菌汚染の原因となる。それを予防するためには、開放式システムよりも閉鎖式システムのほうが、その原因を減らすことができる。

3 そのほかの留意点

デバイス類の挿入時は、必要物品を確認し、新生児に直接ふれるテープは清潔なトレーに準備する。

デバイス固定のテープなどの貼り替えをスムーズに行うために、あらかじめ固定用テープを適切な長さや大きさに切っておく。そのテープ類を無造作に新生児の周囲環境（輸液ポンプやサイドテーブルの端など）に一時的に貼付するという行為は、環境からの細菌を新生児に伝播させる要因となりうる。

日常ケアと感染予防対策

腸管内の正常細菌叢は、腸管感染における重要な防御機構を提供する。経口摂取が遅延した新生児の腸管内は、正常細菌叢の確立が阻害される[8]。したがって、このような時期の気管内吸引操作、母乳や人工乳の胃・十二指腸チューブからの注入操作には、より注意が必要である。

気管内吸引、母乳や人工乳の注入などは、バイタルサイン測定やおむつ交換などとともに実施されることもあるが、ケアは清潔操作から汚染操作へ進める。例えば、気管の吸引とおむつ交換を行う場合、気管内吸引を行ってからおむつ交換をする。汚染操作（おむつ交換、吸引など）から清潔操作（人工乳の注入など）への移行の場面では、必ず手指衛生・手袋交換を行う。

針刺しとそのほかの鋭利物損傷の防止

NICU内での静脈路確保、採血など、針やそのほかの鋭利物を使用する処置には、安全かつ適切な処置が行えるよう、介助者と共に2人で行う。また、使用した針や鋭利物が新生児エリアに放置されないよう、使

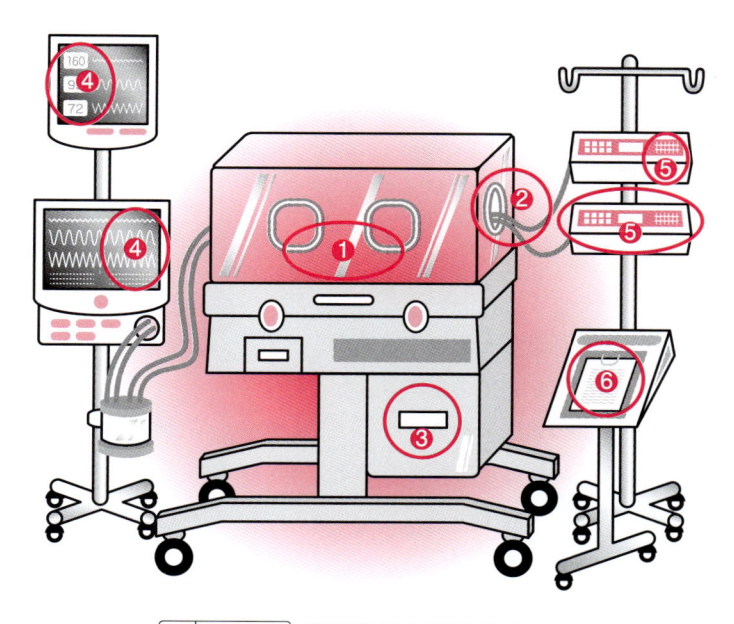

❶ 保育器の開閉扉部
❷ 保育器サイドの窓周辺
❸ 保育器の引き出しの取っ手
❹ モニター類のタッチパネル部
❺ シリンジポンプや輸液ポンプのタッチパネル部
❻ 記録台

図 Ⅳ-A-3　環境整備の重要ポイント

用後はすみやかに医療廃棄物として処理ができるように携帯用廃棄ボックスなどを利用する。このことは医療安全の観点からも重要である。

環境整備

　新生児のケア領域、ノンクリティカルな表面の清掃（消毒）を1日1回以上行う（図Ⅳ-A-3、写真Ⅳ-A-1）。また、環境整備が行いやすいよう、新生児の周辺の整理・整頓・清潔に留意する。母乳や人工乳、輸液などがこぼれた場合は、すみやかに拭き取ることも習慣づけておく。

■文献
1) 坂本史衣：感染の成立と予防に関する考え方．基礎から学ぶ医療関連感染対策；標準予防策からサーベイランスまで，南江堂，東京，2008, pp1-5.
2) CDC：2007 Guideline for Isolation Precautions：Preventing Transmission of Infectious Agents in Healthcare Settings.
3) WHO Guidelines on Hand Hygiene in Health Care. 2009.
http://whqlibdoc.who.int/publications/2009/9789241597906_eng.pdf
4) 満田年宏・監訳：手指衛生に関するその他のポリシー．医療現場における手指衛生のためのCDCガイドライン，国際医学出版，東京，2003, pp44-45.
5) 厚生労働省：アウトブレイクの定義．厚生労働省医政局地域医療計画課長通知 医療機関における院内感染対策について（医政地発1219 第1号 平成26年12月19日），2014.
6) Polin RA, Denson S, Brady MT, et al：Strategies for prevention of health care-associated infections in the NICU. Pediatrics 129（4）：e1085-1093, 2012.
7) 八田恵利：超低出生体重児の皮膚とケアのポイント．新生児の皮膚ケアハンドブック，メディカ出版，大阪，2013, pp16-17.
8) 矢野邦夫・監訳：血管内留置カテーテル由来感染の予防のためのCDCガイドライン2011.
http://www.medicon.co.jp/views/pdf/CDC_guideline2011.pdf

（池田知子）

> **ポイント**
> ノンクリティカルな表面の清掃：器具の消毒・滅菌などの水準を決める際、どのような用途に再使用する器具かを基準とした、スポルディングの分類が用いられる。その分類は、①クリティカル（無菌組織や血管内に挿入するもの）、②セミクリティカル（粘膜または健康でない皮膚に接触するもの）、③ノンクリティカル（健常な皮膚とは接触するが、粘膜とは接触しないもの）である。保育器やモニターなどはノンクリティカルといえる。

B 事故対策

はじめに

　新生児の生活環境で起こりうる事故は、すべて私たち医療者の不注意によるものであるといっても過言ではない。事故防止対策の基本は、私たち一人ひとりの注意力を高めることや環境整備の徹底にある。
　ここでは、NICUで多く起こる事故を危険ポイントとして紹介するとともに、その対策について述べる。

NICUで報告されたインシデント・アクシデント

　NICUで起こる医療事故調査報告の一つとして、日本新生児看護学会「新生児看護技術の標準化に関する検討委員会」が、NICUで報告されたインシデント・アクシデントの調査報告（平成15年度厚生労働科学研究）を行っている（表Ⅳ-B-1）[1]。

表 Ⅳ-B-1　インシデント・アクシデント報告件数

報告内容	件数
注射・点滴・輸血	94（35.1％）
経管栄養の管理	57（21.3％）
内服薬の与薬	35（13.1％）
呼吸器の管理	29（10.8％）
検査・処置	17
保育器の管理	15
皮膚の損傷	8
シリンジポンプの操作	7
その他	6

※新生児医療連絡会に所属している施設のうち協力が得られた55施設を対象に、2004年2～3月の1カ月間に報告された内容の結果である。
〔横尾京子（代表研究者）：新生児看護の標準化に関する検討委員会報告；医療安全に資する標準化に関する研究．日本新生児看護学会誌10（2）：2-105，2004．より引用〕

「環境調整」に潜む危険とその対策

■脱落臍帯の紛失（手渡している施設の場合）

危険ポイント
- 自然脱落に気がつかず処分してしまう。おむつの中に紛れていることが多く、時にシーツやベッド上に落ちていることもある。

対策
- おむつ交換や清拭・沐浴時には必ず臍帯の有無を確認し、記録する。
- 家族にも自然脱落するまでは、臍帯の有無を確認するように説明する。

「食事援助」に潜む危険とその対策

■経管栄養の管理

危険ポイント
- 経管栄養中に胃管が抜けかける、または抜けてしまう。
- 人工乳の種類を間違える。
- 母乳を違う子どもに授乳する。
- チューブの接続が外れる。
- 誤嚥する。

対策
- 栄養の前には必ず、胃管の挿入長が正しいか、固定がしっかりとされているかを確認する。
- 経管栄養が終了するまで子どもの様子を観察する。
- 上体挙上や側臥位など、経管栄養中の体位を工夫する。
- 注入速度を調節する。
- 腹部膨満があるときは、腹部ケア介入（浣腸、ガス抜きなど）をしてから栄養を開始する。
- 授乳（注入）するときには、必ず患者確認を行う（バーコード認証で患者確認をベッドサイドで行うなど）。
- 誤嚥したときに対応できるよう準備しておく（吸引、酸素、マスク、加圧バッグなど）。

「活動・休息援助」に潜む危険とその対策

❶ベビーバギーやベビーラックからの転倒・転落

危険ポイント
- 安全ベルトが緩く、すり抜けや、ベルトの装着忘れによる転落がある（**写真Ⅳ-B-1**）。また、子どもを座らせる位置が不適切であり、背もたれに過剰な体重がかかり、そのまま背中側に転倒する（**写真Ⅳ-B-2**）。

> **コメント**
> ベビーバギー・ラックの使用：さまざまなタイプのものがあるので、安全に使用するためには、構造を十分に理解する必要がある。

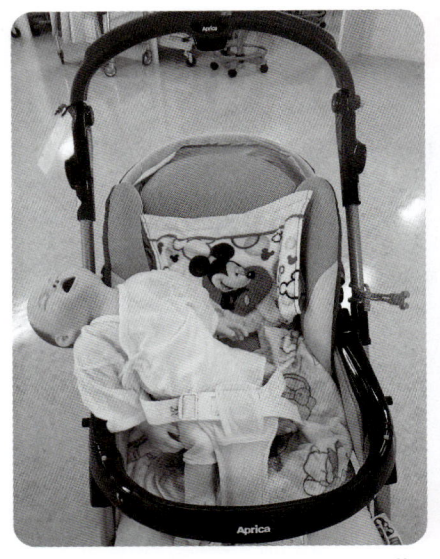

ベルトの装着忘れやすり抜けての転落

写真 Ⅳ-B-1　ベビーバギーからの転落

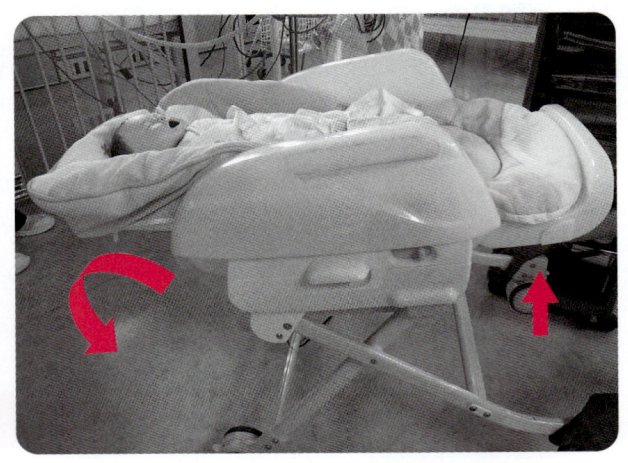

重心が背もたれに寄り転落

写真 Ⅳ-B-2　ベビーラックからの転落

- 子どもが不機嫌なため反り返り、ベビーラックに移動する際に転落する。

対策
- 安全ベルトからすり抜けることがないように、足や手の位置、固定具合を確認する。
- 背もたれに過剰な体重がかからないように、座らせる位置に注意する。
- ベビーラックやベビーバギーのストッパーを確実にロックする。
- 泣いている新生児を抱っこするときは、反り返りなどの動きに十分注意する。

「清潔・衣生活援助」に潜む危険とその対策

■沐浴時の熱傷

危険ポイント
- 温度調節が高く設定されていたことに気がつかず、そのまま給湯。

対策
- 設定温度を確認する。
- 入湯する前に温度計と自身の手で湯加減を確認する。
- 温度調節器付近に注意喚起のポスターを貼る。
- 沐浴時の手袋着用は避ける。
- 「熱傷の危険性」について家族に説明する。

> **コメント**
> **熱傷の危険性**：給湯システムも機械類であるため、いつ壊れるかわからない。適温に温度設定されていても熱湯が出る可能性は十分ある。

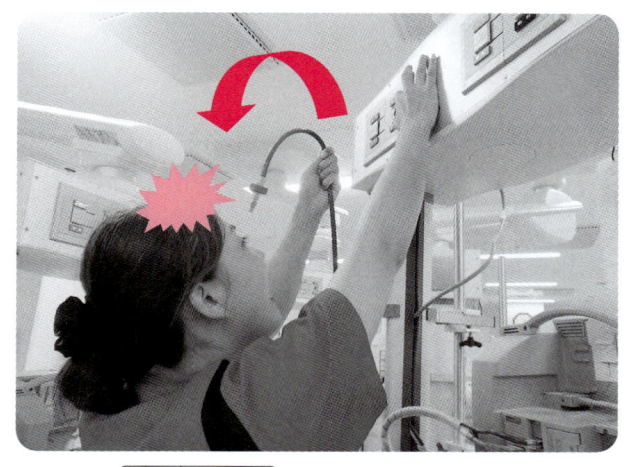

写真 Ⅳ-B-3　パイピングの跳ね返り

「呼吸・循環を整える援助」に潜む危険とその対策

■パイピングの跳ね返り

危険ポイント ☐ パイピングの差し込みが甘く、アウトレット（配管端末）部分からの跳ね返りで、新生児や家族、看護師を直撃する（写真Ⅳ-B-3）。

対策 ☐ アウトレット挿入時には、「カチッ」と音がして固定されているかを確認する。
☐ アウトレットの真下にコット（新生児用ベッド）を配置しない。
☐ パイピング脱着時には両手で操作する。

「症状・生体機能管理」に潜む危険とその対策

❶モニターのアラームへの不適切な対応

危険ポイント ☐ アラームが鳴っていても対応しない（気がつかない、気がついてもベッドサイドに行かない）。
☐ アラームが鳴った原因を確認せずに解除する。
☐ アラームを一定時間、中断させたままにする。

対策 ☐ アラームに気づいたら必ずベッドサイドに行き、新生児の状態の変化を注意深く観察する。
☐ 電極やプローブを正しく装着する。
☐ 適切なアラーム設定をする。

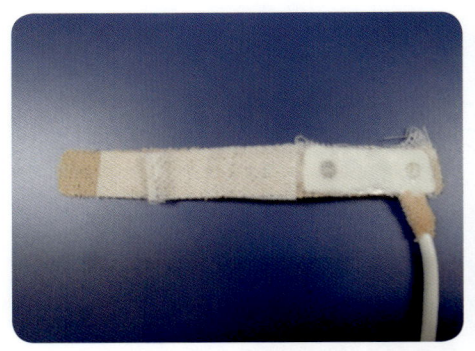

テープの粘着力を落とし、皮膚に粘着面が直接あたらないようにする。

写真 Ⅳ-B-4 粘着テープの裏打ち加工

2 皮膚トラブル

危険ポイント ☐ SpO$_2$モニター
- 光センサーによる低温やけどを起こす可能性がある。
- 粘着テープの剥離刺激による皮膚剥離を起こす可能性がある。

☐ 心電図モニター
- 電極の剥離刺激による皮膚トラブル（発赤や剥離）を起こす可能性がある。

対　策 ☐ SpO$_2$モニター
- 皮膚の状態に合わせて、光センサー部分をガーゼで保護し、粘着テープ部分が直接皮膚にあたらないようにする（**写真Ⅳ-B-4**）。
- プローブを数時間ごとに巻き替える。

☐ 心電図モニター
- 皮膚が未熟な場合は、電極の装着自体を医師と共に検討する。

「安全管理」に潜む危険とその対策

1 注射・点滴の管理

危険ポイント ☐ 体位変換などで身体の下敷きになり、ルートが折れ曲がる（**写真Ⅳ-B-5a**）。
☐ 移動時など、ルートを引っ張り接続部が外れたり、計画外抜去に至る。
☐ ルートが、子どもの首や手足、体幹に絡まりうっ血する（**写真Ⅳ-B-5b**）。

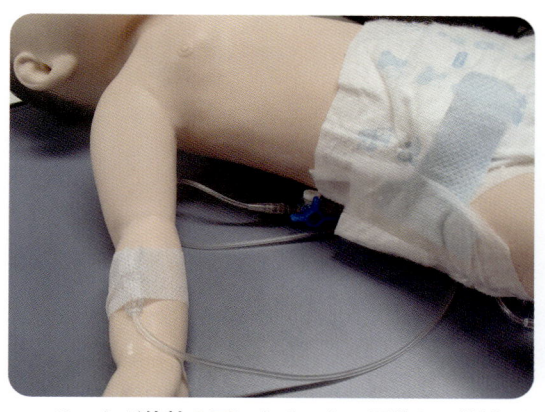

a：ルートが体幹の下にあることで屈曲し、輸液がされなくなったり、褥瘡の原因となる

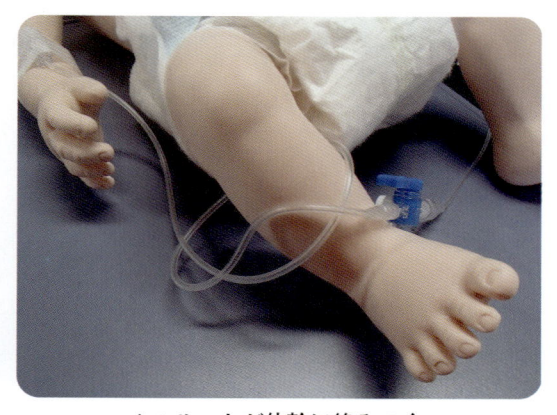

b：ルートが体幹に絡みつく

写真 Ⅳ-B-5 ルートトラブル

- □ 与薬量・方法・時間・対象を間違える。
- □ 点滴の血管外への漏れに気づくのが遅れる。
- □ 与薬を忘れる。

対策
- □ 処置終了時には、ルートの固定状態、屈曲や接続外れがないかを確認する。
- □ 点滴漏れを発見するため、定期的に刺入部の状態を確認する。
- □ 移動をともなうケアの際には、引っかかりを予防するため、まとめられるルートはまとめる。
- □ 指示内容を確認し、見落としがないようにする。

2 内服薬や注射薬の誤薬

危険ポイント
- □ 患者を間違える。
- □ 与薬の時間・方法を間違える。
- □ 薬の量を間違える。

対策
- □ 患者番号とフルネームを確認する。
- □ 与薬前に決められた方法で認証する。
- □ 与薬の目的を理解する。
- □ 与薬前には6Rを確認する。
    - ①正しい患者（Right Patient）
    - ②正しい薬剤（Right Drug）
    - ③正しい目的（Right Purpose）
    - ④正しい用量（Right Dose）
    - ⑤正しい用法（Right Route）
    - ⑥正しい時間（Right Time）

Ⅳ 新生児の生活環境

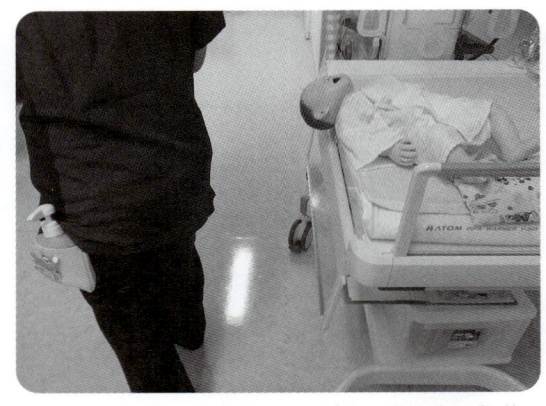

a：ベッド柵を下げたまま子どもに背を向け転落

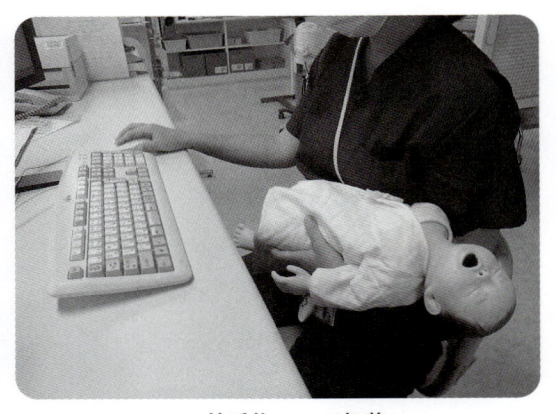

b：片手抱っこで転落

写真 Ⅳ-B-6 転落の危険ポイント

3 転落

危険ポイント
- 閉鎖式保育器の処置窓の閉め忘れ。
- 開放式保育器のベッド柵の上げ忘れ（写真Ⅳ-B-6a）。
- 子どもから目を離している隙にベッドから転落。
- 抱っこ中に子どもが転落（写真Ⅳ-B-6b）。
- 体重計からの転落。

対策
- 保育器から離れる際は、処置窓が完全に閉まっているかを確認する。
- 子どもが寝ていても、ベッド柵を下げたまま離れない。
- たとえ、ものを一つとる際も、ベッド柵を下げたまま子どもに背を向けない。
- 子どもから離れる場合は、ベッド柵を必ず上まで上げる。
- ベッド柵が固定されているかを確認する。
- 抱っこは必ず両手でする。
- 片手で抱っこしながら、ほかのケアや記録をしない。
- 体重計に乗せたまま目を離したり、背を向けたりしない。
- 上記のことを家族にも指導する。

4 検査

危険ポイント
- MRI検査室に金属製品を持ち込み、機械が破損・故障する。

対策
- MRI検査室へ輸液ポンプや酸素ボンベなどの機器を持ち込まない。
- ヘアピン・PHSなど、医療者が身につけている金属

> **ポイント**
> 保育器の処置窓・ベッド柵の注意点：最近の保育器はディベロップメンタルケアの観点から、処置窓が静かに閉まるように工夫されているが、パッキンの装着が不完全だと跳ね返り、閉まらないことがあるので、保育器を組み立てた後にも確認が必要である。ベッド柵を上げる際には、手や足、ルートを挟まないよう十分に注意する。

類を必ず外す。
- ☐ 金属入りシーネを使用している場合は、MRI対応シーネへ交換する。
- ☐ 用手換気が必要な場合はMRI対応型の物品を準備する。
- ☐ 検査前にはチェックリストなどを活用し、確認事項に漏れがないように徹底する。

5 危険物

危険ポイント
- ☐ はさみで身体を傷つける。
- ☐ ペアンなどで指を挟む。
- ☐ 抱っこ中に周囲のものに頭部などをぶつける。

対策
- ☐ 顔や身体に装着しているものには、はさみを使用しない。
- ☐ シーネを直接ペアンで固定しない。
- ☐ 抱っこした際に、角のあるものが周囲に存在しないかを確認する。

「安楽確保」に潜む危険とその対策

■ 抱っこによる危険

危険ポイント
- ☐ 看護師の胸ポケットに入っているペンが子どもの目に刺さる。
- ☐ 看護師の名札が子どもの顔や身体を傷つける。

対策
- ☐ 抱っこするときは、胸ポケットに何も入れない。
- ☐ 名札をつける場所を選定する（腰から上にはつけないほうが安全）。

■文献
1) 横尾京子（代表研究者）：新生児看護の標準化に関する検討委員会報告；医療安全に資する標準化に関する研究．日本新生児看護学会誌10（2）：2〜105，2004．

（岡田絵里子）

MEMO

V章

新生児を取り巻く家族

- **A** 出産前の母親と父親の気持ちと援助 ……………………… p.124
- **B** 愛着形成の過程と親への援助 ………………………………… p.129
- **C** ケアへの参加を促す ……………………………………………… p.134
- **D** 子どもとの別れのとき …………………………………………… p.139
- **E** family-centered care（FCC）の動向 …………… p.146

A 出生前の母親と父親の気持ちと援助

はじめに

　家族看護の発達とともにfamily-centered careが周産期領域の中心概念となり、母子を中心とした支援から、家族（父親・母親-子）を中心に据えた支援へとシフトしてきている。したがって、母子のみでなく父親も含めた家族が、周産期領域のケアの対象であることを意識して、出産に向かう家族への支援を行う必要がある。

　ここでは、出産前の母親と父親の気持ちと、早産徴候・胎児異常を指摘された夫婦に対する支援について述べる。

親になるということ；母親と父親の違い

1 母　親

　母親になる準備は妊娠を受容することから始まる。妊娠を受容する気持ちは妊娠週数が進むとともに徐々に深まっていくが、そのスピードや経過は個人差が大きく、妊婦の身体的・心理的状態、胎児の発育状態、夫や実母との関係などに影響を受ける（図Ⅴ-A-1）[1]。妊娠の受容や母性意識の形成に好ましい影響を与える要因（肯定的要因）は、つわりなどの不快な症状が少なく、健康状態が安定していること、夫が妊娠を喜んでいること、胎児の発育が順調であることなどである。反対に妊娠の受容と母性意識の形成を妨げる要因（否定的要因）は、妊娠にともなう不快な症状が強いことや、夫・実母の関心や支援が乏しいことなどがあげられる。

　妊婦が妊娠に対して否定的な感情を抱いているときは、まずその感情を受け止め、妊婦を取り巻く状況を確認し、否定的な感情が湧いている要因を考える。そして、影響を及ぼしている要因を最小限にするような看護支援を実践していくことが求められる。

　妊娠期は心理的に不安定になりやすく、出産後にもマタニティブルーズや産後うつ病の状態に陥る可能性がある。このような状態になると、子どもとの関係が築きにくくなり、育児放棄や虐待につながる。子どもを迎える家庭環境は妊娠期から整えていく必要があり、このことは産後うつ病だけでなく、若年妊婦、妊婦健康診査（妊婦健診）未受診や望まない妊娠などのケースに対しても重要なケアである。適切な介入を行う

> **キーワード**
>
> マタニティブルーズ：産褥3～10日の間に生じる一過性の情動不安定な状態。主症状は軽度の抑うつ感・涙もろさ・不安定感あるいは集中力低下などで、特に涙もろいことが最も重要な症状である。本症の出現頻度は30％程度とされる。症状は通常、2週間ほどの短期間に消失するため、特に治療を要しないことが多い[2]。

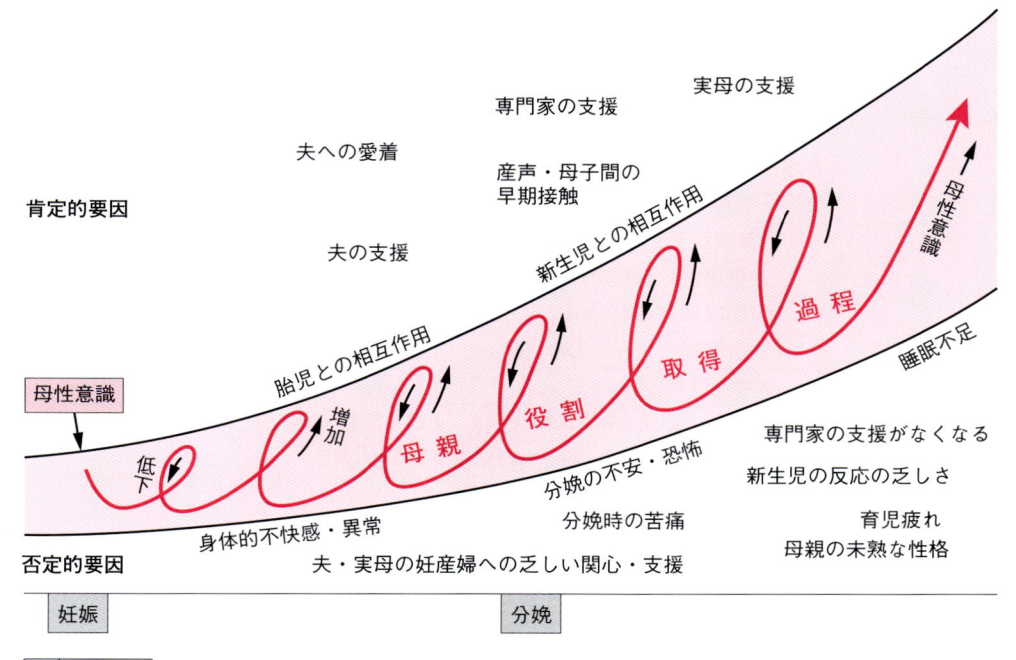

図 V-A-1 母性意識の形成・発展と母親役割取得過程
(新道幸恵, 和田サヨ子:母性意識の形成・発展. 母性の心理社会的側面と看護ケア, 医学書院, 東京, 1990, p101.より引用)

ために、妊婦を取り巻く環境を客観的に評価することができるチェックリストを用いることが効果的である(資料V-A-1)。その結果をもとに、病院内の患者支援や地域連携部門、地域の保健師などと連携し、退院後の子どもを含めたフォローアップ体制づくりをすることが重要である。

❷父　親

父親は母親のように、胎動というような、胎児の存在を実感できる体験を共有するのは難しい。そのため、妊娠期間中に父性が芽生える度合いは低いといわれている[3]。このような父親に対しては、胎児の存在を意識し、自分の子どもとして受け入れるようになるためのケアとして、夫婦一緒に胎児の超音波画像が見られるよう検査の時間を調整し、胎児の成長を実感してもらえるようなはたらきかけをしていく。

早産徴候・胎児異常を指摘された夫婦への援助

妊娠中の超音波検査は、妊婦と胎児の健康管理上欠かせない検査である。夫婦にとってはまだ見ぬわが子の姿や動きを視覚的にとらえること

妊婦さんの状況チェックリスト

ID　　　　　　　氏名

＊各項目に1つでもチェックがあれば、患者支援連携室の保健師へ連絡
＊色字はハイリスク

		【家族状況・家庭環境】
1		家庭環境が不安定（虐待、上の子への不自然なかかわり）
2		貧困家族（保険証がない）
3		住所不確定、転居の繰り返し
4		実家と疎遠
5		実母がいない、実母に頼れない、実母が高齢・過干渉
6		連れ子のいる再婚、子どもの父親がそれぞれ違う
7		4人以上の子どもがいる、多産婦
8		上の子が死産・きょうだいが亡くなっている
9		ライフイベントが続いている（親族の死・失業・引っ越し、その他環境変化）
		【夫婦関係】
10		DV、夫婦不和がある
11		既婚、未婚、入籍予定（　　　月　　　日）、妊娠前後に離婚
12		夫・パートナーが無職
13		夫・パートナーが18歳以下
14		夫が高齢（50歳以上）
		【妊婦本人】
15		40歳以上の初産
16		望まない妊娠、繰り返す中絶
17		11週以降の初診もしくは未受診期間がある
18		10代の妊婦
19		言葉が不自由（外国籍含む）
20		妊娠・出産に影響する既往がある（病名：　　　　　内服状況：　　　　　）
21		不妊治療による妊娠
22		精神疾患（通院中・未受診・中断）
23		障害者手帳の有無（種別・等級）
		【その他】
24		クレーマー（本人・家族、前回の分娩時、質問が多いなど）
25		未受診期間がある、または予約をよく変更する
26		その他（　　　　　　　　　　　　　　　　　　　　　）

＊下記は患者支援連携室記入

連携室確認または面接	市町村連絡	他機関連絡	院内調整	関係者会議

資料 V-A-1　妊婦さんの状況チェックリストの一例

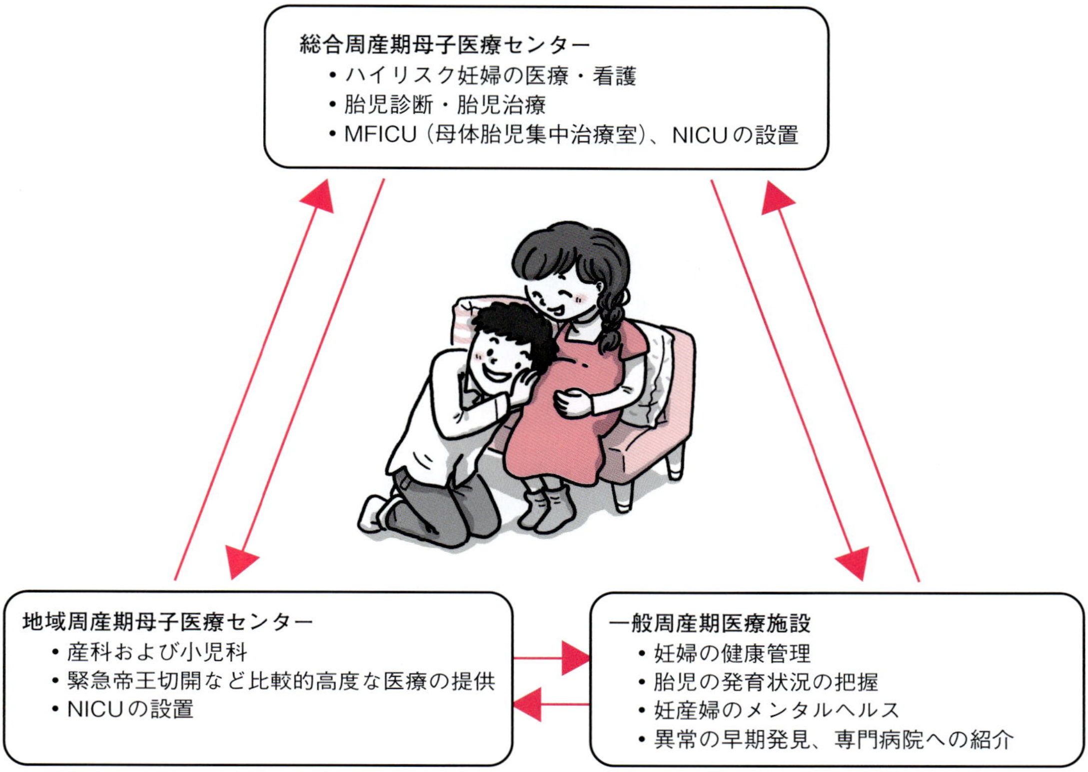

総合周産期母子医療センター
- ハイリスク妊婦の医療・看護
- 胎児診断・胎児治療
- MFICU（母体胎児集中治療室）、NICUの設置

地域周産期母子医療センター
- 産科および小児科
- 緊急帝王切開など比較的高度な医療の提供
- NICUの設置

一般周産期医療施設
- 妊婦の健康管理
- 胎児の発育状況の把握
- 妊産婦のメンタルヘルス
- 異常の早期発見、専門病院への紹介

妊婦健診で、母体合併症や胎児疾患などで集中管理が必要な場合、総合周産期母子医療センターなどの高次医療機関に診療提供がされる。診察の結果、母子が安全に妊娠・出産を迎えることができるかを考慮して、出産施設を決める。遠方からの健診は負担も多いため、それぞれの施設で情報共有しながら妊婦健診を分担することもある。また、切迫早産のリスクがあって母体搬送されても、妊娠週数が進めば紹介元へ帰って出産に臨むこともある。

図 V-A-2 周産期医療の連携体制

ができる貴重な機会であり、喜びを感じる瞬間である。一方でこの検査は、胎児の構造異常を診断する出生前診断の意味をもつ。超音波検査により、胎児の構造異常を認めた場合は、より高次医療機関の専門医へと紹介され、周産期管理もそこで行われる。このような症例を対象とする高次医療機関では、両親がわが子（胎児）のことをどのように受け止めているのか、夫婦間で十分に話し合いができているのかを傾聴し、必要に応じて再度医師からの説明や質問の場を提供し、両親の思いや意思決定を支えていくことが大切な役割である。高次医療機関で治療を受けた新生児は、やがて地域の病院や社会で生活することとなる。そのため、医療機関や行政機関と必要な連携をつくることも大切な役割の一つである（図V-A-2）。

「今、生まれたらどうなるのか」「わが子はどのようなところで治療を受け育っていくのか」という疑問がある場合は、新生児科医師から、出生後の子どもの治療、成長・発達、予後に関しての説明を行う。また

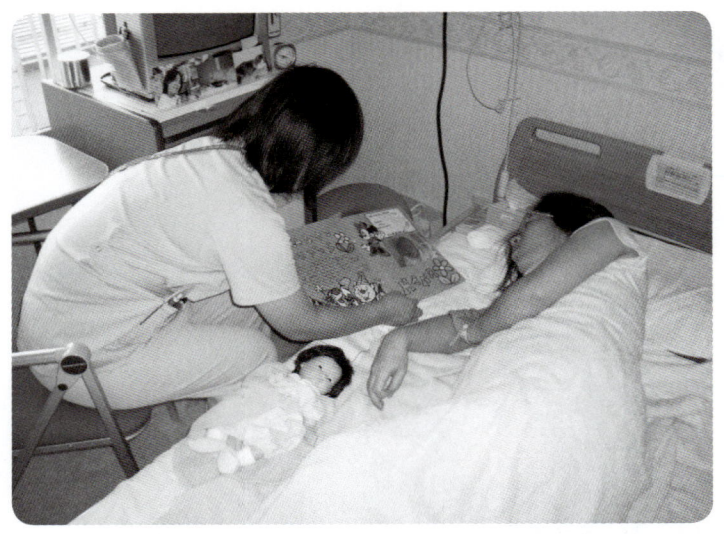

ベッド上安静の妊婦に、先輩お母さんが残してくれたアルバムを見せながら、NICU内での子どもの生活や育児参加の様子を伝えている。

写真 V-A-1 NICUの看護師による産前訪問

NICU看護師は、産前訪問（**写真V-A-1**）をとおして、出生後の子どもの治療や発育、育児参加に関する情報提供をすることで、不安の軽減に努める役割を担う。

※本稿中の写真は、家族の許可を得て掲載しています。

■文献
1) 新道幸恵，和田サヨ子：母性意識の形成・発展．母性の心理社会的側面と看護ケア，医学書院，東京，1990, p101.
2) 日本産婦人科学会，日本産婦人科医会・編監：産褥精神障害の取り扱いは？．産婦人科診療ガイドライン；産科編2014, 日本産婦人科学会事務局，東京，2014, p206.
3) 渡辺悦子：父親役割への適応のための支援．我部山キヨ子，武谷雄二・編，助産学講座6 助産診断・技術学Ⅱ[1] 妊娠期，第5版，医学書院，東京，2013, p262-264.

（北澤理恵）

> **キーワード**
>
> 産前訪問：出生後、子どもがNICUに入院する可能性がある場合、産前にNICU看護師が妊婦の病室に出向いて、出生後の子どもの入院する環境や面会時の育児参加について、情報提供するもの。

B 愛着形成の過程と親への援助

はじめに

　NICUは、生まれたばかりの新生児が物理的に親から離れた環境におかれる特殊な場である。NICUにわが子が入院することは、元気なかわいい子どもの誕生をイメージしていた親にとって、突然の出来事であり、ショックや混乱、動揺、大きな不安をもたらしやすい。このような親子分離の状態は、親の心理的な危機的状況をもたらし、愛着形成の障害につながる。

子どもがNICUに入院した親の思いと親子関係の構築

❶子どもがNICUに入院した親の思い

　母親は出産直後に子どもと離されることにより、「私の赤ちゃんを連れていかれてしまった」と喪失感を覚えたり、実際に子どもと対面した後には、「こんなに小さく産んでしまった」「元気に産んであげられなくてごめんね」「あのとき、○○すれば/しなければよかった」など涙することも多く、後悔の気持ちや子どもに対する自責の念を抱きやすい。

　また、関森[1]によると、「NICUに入院する早産児の父親は、驚き、不安、恐怖といったネガティブな感情を抱き、父親としての実感を得にくい」といわれている。しかし、父親はそのような状況でも、見慣れない医療機器に囲まれたわが子との対面、医師からの説明、同意書へのサイン、そして子どもの様子や説明の内容を母親へ伝えることなど、親という実感がないまま、さまざまな役割を担い、心理的に危機的状況のなか、父親の負担は大きい。

❷愛着形成

　母親は、子どもに対して深い喪失感や罪責感をかかえながらも、搾乳・授乳やおむつ交換などの子どもの世話をとおして、子どもの反応をとらえ、生きる力を感じとり、母親としての役割を認識していく。

　NICUにおける父親の対児感情の変化を調べた研究[2]によると、父親の場合は、「父親」を実感するきっかけとして、抱っこが多く、子どもにふれ、子どもの存在を体感することが父性感情の育成につながることが知られている。また、子どもに対するネガティブな気持ちを感じつつ

Ⅴ 新生児を取り巻く家族

も、父親としての役割を果たそうという責任感により、わが子としての認識が始まり、自分が父親だと自覚し、子どもとかかわろうとしていく[1]とされている。

3 親子関係の構築のために

橋本[3]は、「親子の関係性が育まれるプロセスを『低出生体重児と親における関係性の発達モデル』として、親の心の傷が癒される過程と子どもの成長・発達が相互交流しながら、親子関係が構築されていく」としている。また、親となる過程を支えるケアとして、横尾[4]は「親や家族の心を理解する」「気持ちの表出を助ける」「傾聴と肯定的受け入れ」「否定的な気持ちをもつことも当たり前であることを保証する」と述べている。

親はショックや悲しみ、怒り、否定などさまざまな感情をもつが、親のもつネガティブな感情や態度も、子どもを受容していく過程では当たり前のことであると、私たち医療者は理解する必要がある。特に自分を責めやすい母親には、子どもがNICUに入院する状況になったことは誰の責任でもないことを伝えていく。

具体的な援助

1 初回面会時には必ず寄り添う

親は、医療機器に囲まれ、チューブにつながれたわが子に衝撃を受けたり、慣れない環境に緊張している。出生直後の入院時には、父親単独で面会することがほとんどである。面会にすぐに来られない母親に対し、父親から子どもの状況を話せるかどうか尋ね、どのように伝えればよいのかに困っている場合は、正しい情報が母親へ伝わるように医師からの説明を追加・補足する。

初回面会時の母親は、父親から聞いていた情報と異なることがあると、子どもを目の前にして戸惑う可能性が高い。急性期は刻々と状態が変化することがあり、母親の初回面会時は医師からの病状説明を受けられるように調整する。どのような子どもであっても、この世に生を受け誕生したことは喜びに満ちあふれたものであり、子どもの存在はかけがえのないものである。看護師は親に対して、「赤ちゃんの誕生おめでとうございます」「がんばっていますね」と温かな雰囲気で迎えるようにし、子どもの様子を伝えながら親子の対面をそばで見守る。

面会を24時間可能としている施設も増えてきている。日中の決められた数時間のなかでは、仕事やきょうだいの世話などで面会に行くことができない場合もある。面会時間に制限をもたせないことで、時間にゆ

> **コメント**
> 初回面会時の声かけ：どのような子どもであっても、親の初回面会時には「おめでとうございます」と声をかけるようにする。「この子も『おめでとう』と言ってもらえる存在なんだ」と、わが子として受け入れるきっかけの一つになる。

とりがあり、親がいつでも、会いたいときに子どもに会いにいくことができる。

❷子どもの病状説明の場へ同席する

親子関係が形成されるためには、親が子どものことを正しく理解している必要がある。親は治療や処置などのさまざまな場面で、意思表示ができない子どもに代わって、意思決定をしなければならない。入院時や急性期など子どもの状態に合わせて治療内容が変化していくときには、そのつど説明の場を設け、わかりやすく丁寧に説明する。看護師はできるかぎり説明の場に同席し、親が質問したり、発言しやすいように声をかける。説明を受けた後には、医師の説明を親がどのように受け止めているのか、内容を十分に理解できたかどうかを確認する。

親は「この子は将来的にどうなるのか」と漠然とした不安をもちやすいが、成長・発達、予後に関しては個人差もあり、可能性を伝えることはできても、「必ずこうなる」と言い切ることは難しい。親がショックを受けたり、動揺することが予想されるときには、そっと手を添えられる近づいた場所に座る、説明後に両親だけで話せる場を提供するなど、両親の心情に添った配慮をする。説明当日にかぎらず、その後も親としての気持ちや考えを表出できるようにサポートすることが大切となる。

❸面会時にできることを提案する

橋本[3]は「親と子の関係性は居心地よく親と子が共にいる時間を重ねることによって、自然に発生していくもの」と述べているが、親のペースに合わせて親ができることを提案し、親子の関係づくりを支えることが大切になってくる。

タッチング、ファシリテイティッド・タッキング

急性期の子どもにおいては、治療上の安静確保のために鎮静薬を使用し深睡眠状態にすることがある。子どもの反応がみられなかったり、子どもへのケアのほとんどを看護師が行っている場面を目にした親は、「できることが何もない」と親としての役割を感じられずに自信をなくすことがある。また、早産児・低出生体重児の場合には、未熟な皮膚や、か細い手足を見て、「小さい」「こわれてしまいそう」とふれることに抵抗がある場合も多い。そこで、面会時には親の反応を確認しながら、子どもにふれたり（タッチング）、ファシリテイティッド・タッキング（FT、p100参照）を促す。

まず子どものふれ方を説明し、親が子どもにふれている際は、「気持ちよさそうな顔をしていますね」「まだもぞもぞしているので、もう少

し包んでいてほしいようですね」など、親が行ったことに対する子どもの反応を読みとり、親へ伝える。また親には、子どもにふれることや声をかけてあげること、それらができなくとも、子どもに会いに来ることだけでも十分に意味のあることを伝える。

母乳栄養

母乳は人工乳と比較し消化・吸収にすぐれ、免疫物質を多く含んでいる。また、母親にとっては、母乳を与えることによって子宮復古が促されるなど、産褥の回復を早める効果がある[5]。母親にとって母乳を子どもに与えることは、自らが子どもの欲求を満たすことができているという、親としての充足感やわが子への愛着形成にもつながる。

母乳栄養を進めるうえでは、母親の思いを大切にする。母乳は、母親と子どもの双方にとって利点が多い。しかし、直接授乳でない場合、母親は定期的に搾乳をしなければならない。子どもの状態が不安定であれば、母親の感じる不安やストレスも多く、思うように母乳が出ない可能性もある。そのため看護師は、母親の体調の変化を考慮するとともに、母親の思いを傾聴する。決して「母乳は赤ちゃんによい」という思いだけで母乳栄養を推し進めてはならない。

ママタオル・パパタオル

新生児の常在菌の早期獲得や、無機質な環境におかれた新生児に親のにおいによる安心感や心地よさをもたらす目的で、ママタオル・パパタオル（**写真V-B-1**）を試みるとよい。新生児の肌にやさしいガーゼ素材・タオル地でハンカチ程度の大きさのものを準備し、面会中に親の胸元に入れてにおいをつけてもらい、子どもにふれるように置く。衣服を選ぶようにかわいいタオルを準備したり、タオルを洗濯することによって、

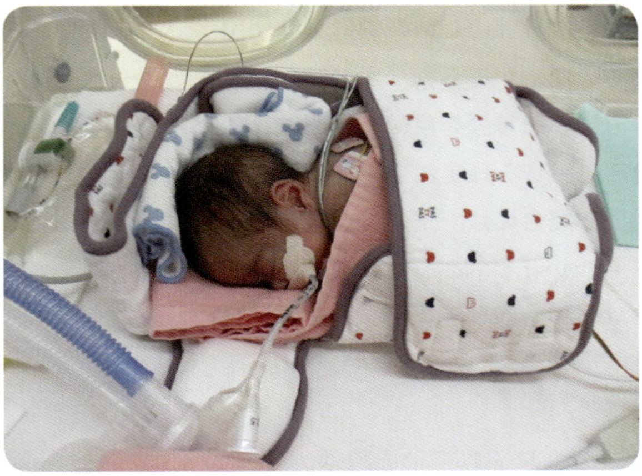

写真 V-B-1 ママタオル・パパタオルの使用例

コメント

子宮復古：妊娠・出産後の子宮は、産褥期とよばれる産後6～8週間くらいまでに、元の大きさや硬さに戻る。その戻る早さには個人差があるが、なんらかの原因で子宮の収縮が遅れる「子宮復古不全」の場合もある。

ポイント

常在菌の早期獲得が必要な理由：胎内は基本的に無菌環境であり、新生児は出生時に常在細菌叢をもっていないため、新生児の免疫機能は不十分である。易感染状態にある新生児に、できるだけ早期に正常常在細菌叢を獲得させることによって、病的病原菌の定着・増殖を防ぎ、正常な免疫機能の獲得につなげる。

親として子どもにできることを実感する機会につながる。

成長日記（交換ノート）

　成長日記は愛着形成を促す方法の一つとして実施するが、将来的には大きく成長した子どもへの贈り物にもなる。親に1冊のノートを準備してもらい、子どもの様子やそのときの思いなどを記入してもらう。医療者は、親が面会に来られない日や夜間の子どもの様子、体重・哺乳量など、その日の出来事を記入する。成長日記は、親にとっては面会していない間の子どもの様子がわかったり、子どもの成長を再確認できる記録になる。一方、医療者にとっては一緒に見守っていることを伝えたり、親の思いを知ることができ、双方のコミュニケーションツールとなる。

　※本稿中の写真は、家族の許可を得て掲載しています。

■文献
1) 関森みゆき：NICUにおいて早産児の父親が育む我が子との関係性．日本新生児看護学会誌 13（1）：2-8，2006．
2) 三ツ木愛美，角山智美，深谷悠子，他：NICUにおける父性育成に向けた援助と対児感情の変化．日本農村医学会雑誌 58（2）：90-93，2009．
3) 橋本洋子：NICUとこころのケア；家族のこころによりそって．第2版，メディカ出版，大阪，2011，pp17-21．
4) 横尾京子：NICUに子どもが入院した親との関わり．ペリネイタルケア 19（2）：122-125，2000．
5) 水野克己，水野紀子，瀬尾智子：特別なサポートの必要な新生児；早産児．よくわかる母乳育児，第2版，へるす出版，東京，2012，pp180-187．

（井上朋美）

C ケアへの参加を促す

はじめに

　子どもがNICUに入院した場合、親子関係構築における危機的状況が生じる。母親は子どもの生命の危機的状況が自分のせいで起きているという自責の念で傷つき、NICUに面会に来ても子どもの反応を読みとる感受性が低下する。一方、子どもも未熟性や治療の影響で愛着行動を表出しにくく、母子相互作用は阻害されてしまう。NICUでは、新生児のケアは医療者が行うことが多く、母親は「自分には何もできない」と無力感を抱きやすい。

　家族関係を構築し、子どもの養育に対する自信を高めるために家族がケアに参加することを支援する。家族のケア参加のポイントは、「何もできない」という無力感から「親にしかできないこと」を実感し、積み重ねていくことであり、親の心理状況を考慮し、段階的に進めていく必要がある。

> **コメント**
> 愛着行動：新生児は、愛着形成の段階で愛着行動を示す。愛着行動とは、「安心感や信頼のよりどころ」となる相手（両親）に対して、アイコンタクト、微笑や欲求の泣きなどの行動を示すことである。NICUに入院する新生児は、両親に対してもこのような行動を表現しにくい。

家族と共に行うケアの実際

1 母乳育児

　母乳育児は栄養学的・免疫学的、また母子関係形成上すぐれていることは、医療者だけでなく、一般的に広く認知されている。NICUに入院すると治療上、直接授乳（直接母親の乳房から授乳すること）ができない場合もあり、自然な形で母乳育児を開始しづらい状況にある。しかし、NICUに入院した新生児の母子も正常分娩児の母子と同様、可能なかぎりの母乳育児が保障されるべきである。看護師は急性期においても、子どもにとって母乳による栄養は治療上大切であること、それは「母親にしかできないこと」を伝え、母親がケア参加している実感がもてるよう支援することが大切である。直接授乳ができなくても、子どものそばで搾乳したり、子どもへ母乳を与えるところを見ることも、重要な母乳育児である。

　「NICUに入院した新生児のための母乳育児支援ガイドライン」は、NICU入院児の母乳育児の支援について、看護師に必要な標準的な考え方や方法を提示している（**表Ⅴ-C-1**）[1]。看護師は母親の母乳育児への意欲や意思を把握し、一方的に強く勧めたり強制したりせず、母親の意向

表 V-C-1 NICUに入院した新生児のための母乳育児支援ガイドライン推奨の要点10項目

①母親を精神的にサポートする。
②母親の母乳育児に関する意思や自己決定を尊重する。
③母乳の特性や母乳育児の意義を十分理解したうえで、支援する。
④直接授乳の方法に関する基本的な情報を提供し、実行できるよう支援する。
⑤搾乳の必要性と方法に関する情報を提供し、実行できるよう支援する。
⑥直接授乳を成功に導く方法に関する情報を提供し、実行できるよう支援する。
⑦新生児の状態に合わせ、母乳育児の過程を個別的に説明し、情報を提供する。
⑧新生児の入院中の生活に関する情報を提供し、母乳育児を継続できるよう支援する。
⑨母乳育児ができない母親を精神的に支え、必要とする情報を提供する。
⑩母乳育児に関する図書や社会資源を紹介し、活用できるよう支援する。

〔平成18年度・19年度NICU入院児の母乳育児支援委員会(日本新生児看護学会,日本助産学会):NICUに入院した新生児のための母乳育児支援ガイドライン(解説編),2010.より引用〕

に沿い支援する[1]。母親は、自分がわが子にできる唯一のケアととらえ、搾乳に没頭しすぎることもある。面会から帰宅後も母親は自宅で搾乳に時間を費やし、睡眠時間の減少や、家事、きょうだいの育児に要する時間を削るなど、生活に支障をきたしている状況も散見される。看護師は、面会中の母親の表情や疲労度にも注意し、自宅での搾乳の様子を聞き、必要に応じて乳房マッサージや自動搾乳器の使用などリソースの案内を行っていく。

2 タッチケア、タッチング、カンガルーケア、抱っこ

母子が身体をふれあい、抱っこなどで身体を密着し、互いに安心感を得ることは、母子相互作用の原点ともいえる。しかし、NICU入院児は治療上、この"ふれあい"の行為に制限がともなう。

タッチケア、カンガルーケアに共通する「ファシリテイティッド・タッキング(p100参照)」とは、ケア提供者の両手を使い、片方の手で乳児の頭部や上肢、もう片方の手で下肢を屈曲させて、胎児姿勢のように包み込むことを示す[2]。子どもは母親のにおいや体温を感じながら胎内にいるときと近い姿勢を保ち、母親もまた子どもの柔らかい肌を身体や手のひらで感じとり、非言語的コミュニケーションをとおしてふれあいを深める。また子どもへは、循環・呼吸の安定や、ストレスホルモンの低下、成長・発達の促進につながり、母親へはオキシトシンの分泌促進による母乳分泌や、不安感の軽減に作用するという、互いの身体的効果も期待できる[3]。母親は、繰り返し子どもとふれあうことで喜びを感じるとともに、子どもの反応を注意深く読みとろうとする感受性を高め、愛着形成へとつなげることができる。

タッチケア、タッチング

　タッチケアとは、1990年代に米国のマイアミから広がった子どもへのマッサージの方法である。タッチケアの効果により、低出生体重児の体重増加や乳幼児のストレスの軽減、睡眠リズムの安定などの効果がある[4]。方法は「新生児病棟スタッフ用タッチケアガイドライン」[4]などを参照されたい。

　母親にタッチングを促すとき、看護師は新生児のミニマムハンドリングとの折り合いを判断する必要がある。「今、眠ったところですよ」など子どもの生活状況を母親に丁寧に説明し、時には見つめるだけ、保育器の外から声をかけるだけにとどめることがある。それでも、母親がそばにいることを子どもが感じとっていることを伝え、親役割への実感がもてるよう援助することが大切である。

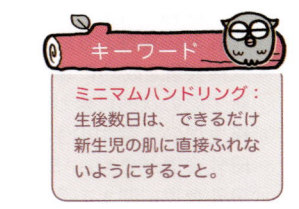

> **キーワード**
> ミニマムハンドリング：生後数日は、できるだけ新生児の肌に直接ふれないようにすること。

カンガルーケア

　カンガルーケアとは、新生児を裸のまま母親の乳房の間で抱っこするケアのことである。1978年に南米のコロンビアで保育器不足の対策から生まれ、新生児死亡率が低下した効果から世界各地へ広がった。わが国では1990年代に、NICUの低出生体重児を対象として導入され、2000年以降、出生直後のカンガルーケアが正期産の母子の早期接触として行われるようになった。カンガルーケアでは、皮膚接触による新生児の体温維持や呼吸の安定などがみとめられ、母乳分泌の促進や、早期産などによる母親の喪失感克服に効果がみとめられる[5]。一方で、出生直後のカンガルーケア中の事故も散見され、安全性の確保や安易な実施への警鐘もある[6]。

　カンガルーケア・ガイドライン（p78「表Ⅱ-Ⅰ-3」参照）では、①全身状態が落ち着いた低出生体重児を対象としたカンガルーケアを推奨グレードA、②集中治療下にある新生児に対する一時的なカンガルーケアと③正期産児に出生直後に行うカンガルーケアを推奨グレードBと援助の指標を示した[7]。②の「集中治療下にある新生児」が人工呼吸管理下を含むか否かは各施設の状況に合わせると記されている。つまり、NICU入院児のカンガルーケアの安全性の基準は、各施設により設定され、またケースに応じた適切な判断が要求される。また、実施中のバイタルサインの変化や体位、人工呼吸器の回路の位置のずれなどに対応するための適切なモニタリングや観察は必須である。

抱っこ

　低出生体重児、特に在胎週数20週台前半の低出生体重児の場合には、保育器内で過ごす期間は数カ月に及ぶ。そのような場合でも、子どもの

全身状態が落ち着いていれば、抱っこすることは可能である。たとえ保育器の壁1枚であっても、その壁を取り払い、直接抱っこすることで、子どもの重みを体感することができ、成長を感じたり、愛おしく思う気持ちが生まれる。

　親が抱っこを行う際には、子どもの状態の変化に注意し、親が安心して子どもとの時間を過ごせるように配慮する。親が子どもに対して何かを行った際に、子どもの状態が悪化することがあれば、自ら行ったことに対する罪責感や恐怖心が生まれ、次回の実施をためらってしまったり、ふれることさえもためらってしまう。実施する際には、親子の空間を確保しつつ、モニターや子どもの様子の観察を怠らないようにし、急変にも対応できるよう準備しておくことが大切である。

NICUの環境

　家族のケア参加の促進には、母子の安心できる環境が欠かせない。ところが、ある母親はNICUの印象を「宇宙ステーションのよう」と話した。ディベロップメンタルケアの概念の普及によりNICUの環境は、新生児の神経を過度に刺激しないよう、静かで暗く、胎内環境により近づいた。このことが一般の人には"宇宙ステーション"のように映るのかもしれない。

　NICUの環境は、施設の広さや人員など国の医療事情が関係していることも事実である。米国では古くからNICUの高度治療にもかかわらず、個室に近い環境を提供してきた。わが国でもディベロップメンタルケア、family-centered careの概念のもと、家族で過ごしやすい環境づくりが推進されるようになった。各施設で、増床や陳旧化によるNICUの改築を機に、個室化や半個室化など、より個室に近い環境の提供に取り組んでいる[8)9)]。しかし、静かで暗いといった新生児にとってのやさしい環境は、日常の生活環境とはかけ離れており、単に個室化するだけでは家族にとって孤立した緊張を助長する環境になりかねない。例えば、カンガルーケアや新生児の前での搾乳など、プライバシーに十分な配慮をする必要がある場合はより個室に近く、逆にほかの家族との交流をとおして母親が楽しく過ごせる場合はややオープンな環境にするなど、目的に応じた環境提供を各施設で検討する必要がある。

　面会時間や、入室可能な対象者の取り決めや基準は、各施設の考え方や人員、構造上の限界など、さまざまな要素に左右されるが、家族の意向を可能なかぎり取り入れることが望ましい。

■文献
1) 平成18年度・19年度NICU入院児の母乳育児支援委員会（日本新生児看護学会，日本助産学会）：NICUに入院した新生児のための母乳育児支援ガイドライン（解説編）．2010.
2) 「NICUに入院している新生児の痛みのケアガイドライン」委員会・監，横尾京子，田村正徳・編：NICUに入院している新生児の痛みのケア実践テキスト．メディカ出版，大阪，2016，p74.
3) 井村真澄：ふれあいとオキシトシン．チャイルドヘルス17（11）：16-18，2014.
4) 日本タッチケア協会：改訂版タッチケアマニュアルⅠ；NICU・新生児編．日本タッチケア協会，東京，2010.
5) 山川孔：ディベロップメンタルケア；隔離からカンガルーケアへ．周産期医学44（4）：517-521，2014.
6) 大木茂：安全？ 有効？ 出生直後のカンガルーケア．母子保健情報62：38-41，2010.
7) カンガルーケア・ガイドライン ワーキンググループ・編：根拠と総意に基づくカンガルーケア・ガイドライン普及版．国際母子保健研究所，東京，2009.
8) 櫻井基一郎，水野克己：新病院開院にともなうNICU個室化の試み．小児看護37（12）：1501-1505，2014.
9) 山下秩子：NICUにおける半個室化と看護の実際．小児看護37（12）：1530-1537，2014.

（原田雅子）

D 子どもとの別れのとき

はじめに

わが国において毎年約1,000人の尊い命が新生児期に旅立つ[1]。

新生児の「旅立ち」の特徴は、この世で生きる時間がわずかであることと、子ども自身が自己決定する力が及ばないため、悲しみや動揺に苛まれる家族が短期間で重要な意思決定をしなければならないことである。わが子を喪失する家族の悲しみは深く計り知れない。その悲しみに寄り添うがゆえに、子どもの看取りにかかわる看護師から次のような言葉を聞く。「何もしてあげられなかった」「もっとできることがあったかもしれない」。これらの言葉にはケアの不全感がつきまとう。

ここでは、まず一般的に、人がかけがえのないものを「失う」とはどういうことか、また失うことで生じる感情「悲嘆」について述べ、それをふまえたうえで新生児の誕生を願っていた家族が子どもを亡くすことと、その援助について考える。

人が大切な人を失うということ

1 対象喪失による悲哀のプロセス（mourning work process）

人は人生のなかで、親しい人々との別れや、大切にしていたものをなくしたり、病気や障害、老化などで自身の健康を失う経験をする。なかでも人が心を寄せ、とりわけ愛着や依存する対象を失うことを対象喪失（object loss）という。対象を失うことは同時に、「対象と過ごした過去の自分」や「対象と過ごすはずだった未来の自分」の喪失を意味する[2]。

悲哀（mourning）とは、対象喪失による心の反応過程（work process）である。悲哀のプロセスは、①情緒危機、②抗議・否認、③絶望・断念、④離脱で示される[3]。このプロセスは多様で独自的であり、逸脱したり遷延することもある。どの人の悲哀のプロセスも、対象を忘れたり、愛情を断念するものではなく、「これからは私の心のなかで（対象も）生き続ける」といった対象との新たな関係を見出し、自らの人生の再建へ向かうことである[3]。

2 悲嘆（grief）

悲嘆とは、悲哀のプロセスで人が経験する複合的な苦痛への反応であ

> **キーワード**
>
> 【対象喪失】[3]
> ①愛情・依存の対象（近親者の死・子離れ・親離れ・失恋など）
> ②自己を一体化させていた環境・地位・役割、故郷（結婚・転居・退職・昇進・職場移動など）
> ③自分の誇りや理想、所有物
> ・アイデンティティの喪失
> ・所有物の喪失（大切にしていたもの、財産、能力、地位）
> ・身体的自己の喪失（罹患による身体の障害）

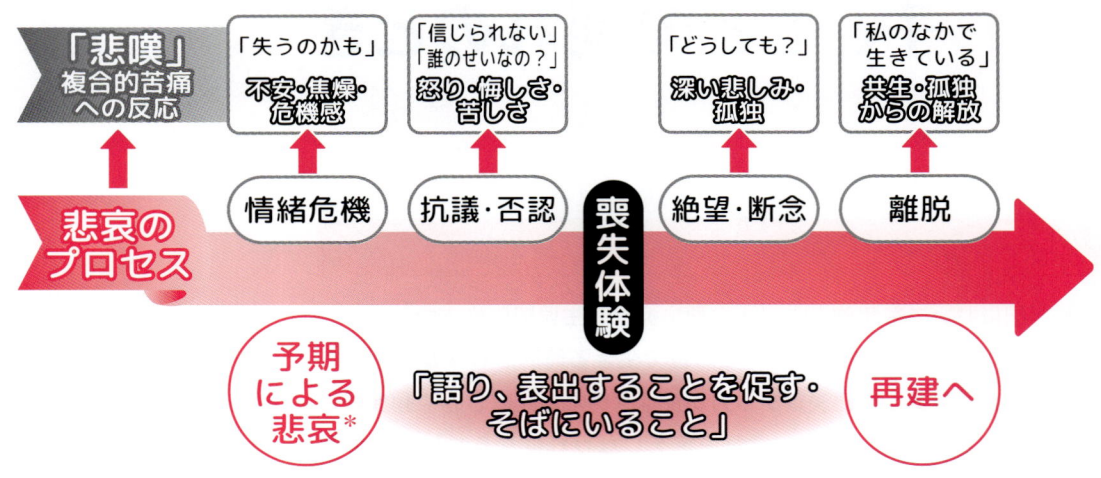

```
「悲嘆」           「失うのかも」    「信じられない」           「どうしても?」   「私のなかで
複合的苦痛         不安・焦燥・     「誰のせいなの?」          深い悲しみ・    生きている」
への反応           危機感           怒り・悔しさ・            孤独           共生・孤独
                                  苦しさ                                   からの解放

悲哀の          情緒危機    抗議・否認    喪    絶望・断念    離脱
プロセス                                失
                                       体
                                       験

        予期              「語り、表出することを促す・              再建へ
        による                そばにいること」
        悲哀*
```

*予期による悲哀：外的な出来事としての「死」や「別れ」が起こって始まるものではなく、「死や別れが迫っている」ときからすでにその対象を失いはじめていること、そして悲哀の仕事が始まっていることをいう[6]。

図 V-D-1　一般的悲哀のプロセス（mourning work process）と悲嘆

り、単に悲しみの感情を示すものではない。対象を失う絶望や孤独、怒りなどすべての感情を表す。「悲哀（mourning）」と「悲嘆（grief）」は意味合いが異なる[4]。

悲嘆反応とは、単なる感情の顕在化ではなく、他者へ何らかのメッセージを伝達しようとする心の努力（grief work）である[5]。それは自然とあふれ出ることもあり、また誰かに理解してほしいと意図的に表出することもある。いずれにせよ、悲嘆は表出する作業があってこそ癒しの機会を得ることができ、悲哀のプロセスは「離脱」の方向に進む。悲哀のプロセスと悲嘆の関係について図V-D-1に示す。

一般的な悲嘆反応は6カ月～1年で、社会生活に影響を及ぼすことはない。しかし、時に「複雑な悲嘆」[7]へ移行することがある。複雑な悲嘆に移行すると、悲哀のプロセスが進まず、自身の生活の継続や心身の安寧が保持できなくなる可能性がある。

> **キーワード**
> 複雑な悲嘆とは、遷延的悲嘆、慢性悲嘆、回避的悲嘆、遅発性悲嘆、誇張的悲嘆、仮面的悲嘆などを総称したもの。

子どもを失う家族の「悲嘆」と「悲哀のプロセス」の特徴

1 子どもを失う家族の悲嘆

子どもを失う家族が複雑な悲嘆反応を引き起こす要因[8]について具体的に示す。医療者は、家族が複雑な悲嘆へ移行するリスクを判断し、ケアにあたる必要がある。

子どもを失う家族の複雑な悲嘆反応を引き起こす要因

●突然の予期せざる喪失体験
　胎内診断により予後不良であることを、出産前にある程度説明を受けて出産に臨むケースと、出産後に予期せず突然、わが子が短命であることの宣告を受けるケースでは家族の悲嘆反応が異なり、後者は複雑な悲嘆のリスクが高い。

●喪失したわが子に何もしてあげられなかったという自責の感情
　家族が「少しでもわが子に何かをしてあげることができた」と感じるには、たとえ短い期間であろうと家族がわが子のために行動を起こせるよう促す必要がある。ケア参加や親子同室、きょうだい面会などの援助がこれにあたる。

●喪失した子どもとの強い依存関係
　わが子の出生を強く待ち望んでいる状況、例えば、不妊治療で妊娠した例では喪失の絶望感が強く、複雑な悲嘆に陥るリスクが高まる。また母親自身が、自分の母親に健全な愛着を受けて育ったのか、寂しい幼少期だったのか、逆に母親に過度の干渉を受けたのかなどの成育歴が世代間を超え、母親のわが子への依存や期待度に影響する。

❷子どもを失う家族の悲哀のプロセスと各時期における援助

　母親は胎内で子を育み、家族はやがて誕生するわが子や、わが子との幸せな生活を送る自分を想い描く[9]。しかし幸せな想像から一転、この子を失うかもしれないと感じた時点から家族の悲哀のプロセスは始まる。つまり、看取りの場面がグリーフケア（grief care）のすべてではない。家族が「この子を失うかもしれない」と感じた時点からグリーフケアは始まる。子どもを喪失する家族の悲哀のプロセスの特徴を**図Ⅴ-D-2**に示し、各時期のケアについて以下に述べる。

情緒危機の時期
　家族はショックで感情が鈍麻したような反応を示すことがある。医師の説明を表情を変えずに淡々と聞き、冷静に受容できているかのように見えることもあるが、ほとんどの場合理解していない。医療者はそれを予測しておく必要がある。何度も同じ内容の質問を反復したり、医療者が想像もしないような質問をされることも少なくない。わが子を失うかもしれないといった説明を受ける機会が、家族が望めば何度でも保証されることが大切である。家族が説明を聞きたいが言い出せないといった状況がないか気にかけ、医療者からこまめに家族に問いかけることが重要である。

悲哀のプロセス

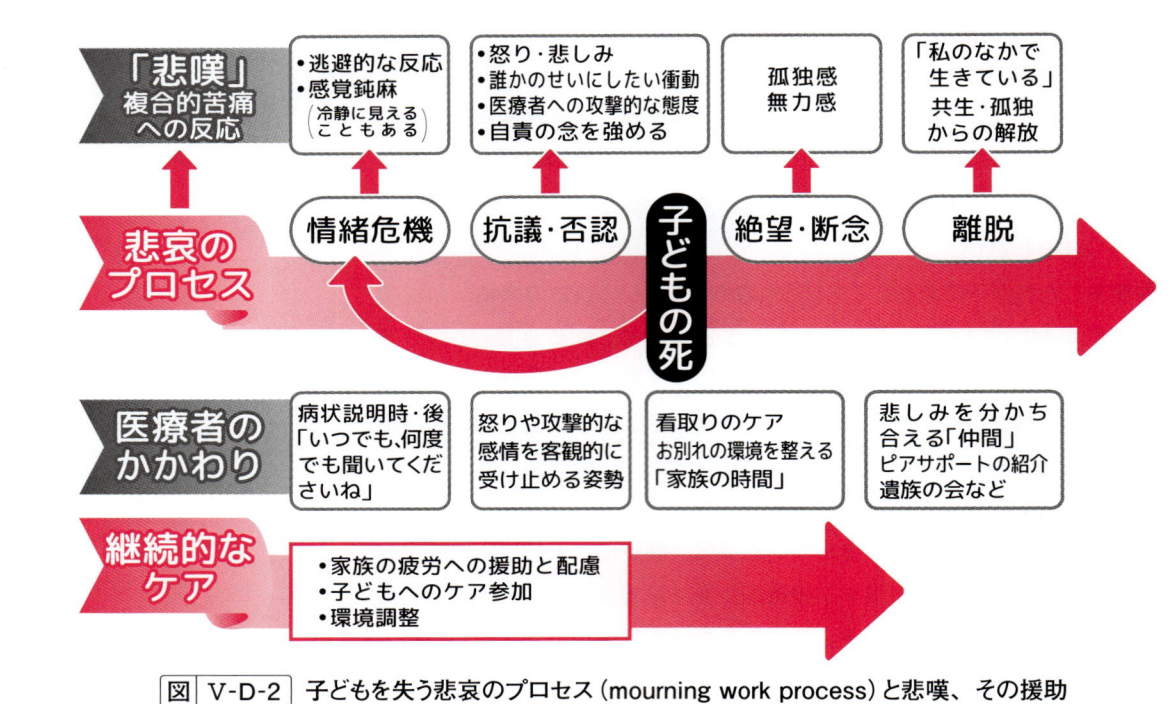

	情緒危機	抗議・否認	絶望・断念	離脱
「悲嘆」複合的苦痛への反応	・逃避的な反応 ・感覚鈍麻（冷静に見えることもある）	・怒り・悲しみ ・誰かのせいにしたい衝動 ・医療者への攻撃的な態度 ・自責の念を強める	孤独感 無力感	「私のなかで生きている」 共生・孤独からの解放
医療者のかかわり	病状説明時・後「いつでも、何度でも聞いてくださいね」	怒りや攻撃的な感情を客観的に受け止める姿勢	看取りのケア お別れの環境を整える「家族の時間」	悲しみを分かち合える「仲間」ピアサポートの紹介 遺族の会など
継続的なケア	・家族の疲労への援助と配慮 ・子どもへのケア参加 ・環境調整			

※「子どもの死」の後、再び「情緒危機」へ戻る

図 Ⅴ-D-2　子どもを失う悲哀のプロセス（mourning work process）と悲嘆、その援助

抗議・否認の時期

　わが子の状況を受け入れられず、誰かの責任にしたい衝動にかられ、医療者の説明に耳を傾けようとしない反応が起きる。悲嘆反応では怒りや憎しみなどの感情である。家族の攻撃性に看護師は、つい陰性感情を抱いたり、苦手意識をもつが、この悲嘆反応は起きてしかるべきである。家族の怒りや憎しみなどの感情の表出を受け止めることも重要なケアである。悲嘆感情を他者に伝えることで、思いもよらない自己の感情に気づく糸口となる。家族が悲嘆を表出でき、それを共有できる相手がいることが大切である。それが医療者でなくても、家族同士や大切な友人でもよい。また、わが子の危機的な状況により、家族は自らの基本的な生活（食事、清潔、睡眠）が崩れ、それを回復することに罪悪感をもつこともある。「当たり前」の日常を過ごすために努力を要する状況である。医療者は家族の生活状況についてゆっくりと聞き、家族が心身を休息させるためにはどのようにすればよいのかを一緒に考えたり、気分転換できるよう配慮し、家族がより日常に近づけるよう援助することが大切である。

絶望・断念の時期

　看護師がNICUで、この段階の家族へかかわることはまれである。看取りの場面で多くの家族は、再び「情緒危機」を経験する。

「絶望」は、家族が知的にわが子を喪失する理由を認知できたことを表す。それによる孤独感や無力感がこの時期の悲嘆反応である。各家族員が孤立しないよう子どもと家族が共に過ごせる空間と時間が必要である。

離脱の時期

対象との「新たな関係の構築」と「新たな自分の再生」がゴールであるならば、どの時点を「離脱」ととらえるかは、人それぞれであろう。悲哀の渦中で一生涯、心の仕事をする人がいるかもしれない。医療者は、遺族の悲哀の長い道のりのわずかな入口の時間を共にするだけで、このことを謙虚に理解する必要がある。

同じ境遇の仲間やピア団体を紹介する機会があると望ましい。同じ体験をもつ人々とのつながりをもち、気持ちを共有することは遺族を孤独から救う。わが子を失ってすぐに他人と交わることが難しくても、情報提供さえあれば、月日が経って役に立つこともある。

新生児を失う医療者の悲哀のプロセスとその自助

新生児の看取りの一環としてデスカンファレンスが行われる。一つの目的は、看取った家族の悲哀のプロセスへの援助の振り返りである。家族の悲嘆の表出はいつ・どの場面であったのか、誰がその表出に立ち会いケアにつなげたのかを、各々がかかわった内容を出し合いパズルのように組み立てると、そのケースの悲哀のプロセスが浮き出る。旅立った新生児と家族にかかわるすべての医療者が参加することが望ましい。

もう一つの目的は、医療者の悲嘆の表出である。医療・福祉などの現場では人の衝撃的なシーンに立ち合い、その悲しみや苦しみを自分のことのように感じる「二次的外傷性ストレス」を受けやすい[10]。家族と同様、医療者も悲嘆を表出し、共有する相手が必要である。

具体的なケア

子どもの治療が「看取りのケア」へ移行するかどうかを、家族・医師・看護師などのチームで話し合い、方針を決定し、ケアを実施する。

❶ 環境への配慮

子どもと家族がいつでも一緒にいられる環境を提供する。場所は、可能なかぎり個室に近い状況とし、24時間、きょうだいを含め家族の面会を可能とする[11]。入院しているほかの子どもの状況や、各施設の

ハード面や面会の取り決めなどを考慮し決定する。医療者は家族に、個室で過ごすことや24時間一緒にいることを強要せず、家族に「案」として提供し、家族の選択を尊重することが大切である。

❷ ケアへの参加

医療者は家族に、子どもにしてあげたいケアについて希望を聞き、可能なかぎり希望に沿う。医療者は、抱っこや清拭などのケアを提案しがちであるが、例えば絵本を見せたい、子守唄を聞かせたい、母乳を与えたいなど、それぞれの家族が望む内容は異なる[11]。そばにいることだけを望む家族もいる。その家族らしく過ごせるように家族と話し合い、ケアを計画する。

❸ 旅立ちのときのケア

子どもの旅立ちのときには、医療機器は最小限とし、可能であれば家族に抱っこしてもらい、その時間に制限を設けない。子どもが亡くなった後の沐浴や清拭は、家族の希望があれば一緒に行う。手型・足型をとったり、面会ノートにメッセージを書くなど、記念になるものを作成する。また、着替えを用意できなかった家族のために予備のベビー服を準備しておくこともよい[11]。エンゼルメイク（死化粧）は各施設の方針による。いずれのケアも子どもが「生きている」ように接することが家族への配慮である。

事務的な手続きは粛々と進め、可能であれば遺族の会の紹介のリーフレットも一緒に渡すとよい。子どもの退院後、家族の「遺族」としての人生が始まる。きょうだいのケアなど、同じ遺族の仲間の存在は大きい。そのときは受け入れられなくても、時間が経ち、必要な情報として役に立つこともある。家族は退院後、「つらい気持ちを思い出したくない」と来院や医療者との再会を避けることがあるが、医療者はいつでも話ができる準備があることを伝えておく。

> **キーワード**
> **死化粧**[12]：亡くなった子どもの表情を安定させるためのケア。筋力の変化や急性期治療などによる出血の後、浮腫などを目立たなくし、眼瞼や口唇を自然に閉じ、皮膚や口唇色を自然に近づけ、穏やかな表情へ近づけるメイク技術。

■文献
1) 厚生労働省：平成25年（2013）人口動態統計（確定数）の概況. 2014.
   http://www.mhlw.go.jp/toukei/saikin/hw/jinkou/kakutei13/index.html
2) Robert A Neimeyer・編（富田拓郎，菊池安希子・監訳）：喪失と悲嘆の心理療法；構成主義からみた意味の探求. 金剛出版, 東京, 2007, pp104-126.
3) 小此木啓吾：対象喪失；悲しむということ（中公新書）. 中央公論新社, 東京, 1979, pp48-96.
4) 橋本望：「悲嘆」概念の変遷に関する一考察；喪失という体験に迫る試み. 東京大学大学院教育学研究科紀要 48：213-219, 2008.
5) 前掲2, pp25-41.
6) 前掲3, pp213-220.
7) 日本グリーフケア協会：http://www.grief-care.org
8) 大塚秀高：悲嘆（Grief）に関する一考察（Ⅱ）；病的悲嘆の癒しを中心として. 現代密教 9：123-136, 1997.

9) 渡辺久子：母子臨床と世代間伝達．金剛出版，東京，2000，pp49-63．
10) 池埜聡：臨床ソーシャルワークにおける代理性心的外傷ストレス；心的外傷（トラウマ）治療と援助者への心理・精神的影響に関する理論的考察．関西学院大学社会学部紀要86：129-144，2000．
11) 長山香織：どうしていますか？ 看取りのケア；アンケート調査結果．Neonatal Care 18(11)：10-22，2005．
12) 笹原留似子：新生児，小児のエンゼルケアとグリーフケア；限られた時間で生前の面影を蘇らせる専門的な技術を！．日総研，名古屋，2015，pp71-84．

（原田雅子）

E family-centered care（FCC）の動向

はじめに

　family-centered care（FCC；ファミリーセンタードケア）とは、家族と医療者とのパートナーシップを前提とするケア理念である。Institute for Patient-and Family-centered care（IPFCC）によれば、FCCは、尊重と尊厳（respect and dignity）、情報共有（information sharing）、家族のケア参加（participation）、家族との協働（collaboration）の4つの概念から構成され、看護の基本として位置づけられた（**表V-E-1**）[1]。

　FCCが注目されるようになったのは、かつての効率的な高度医療の提供に基づくhospital based care（病院中心のケア）により、治療成績は著しく向上したが、家族へのホリスティック（全人的）なサポート不足が生じていたことがあげられる。FCCという概念は、1900年代半ばより欧米を中心として、医療者（看護師を含む）との協働・信頼関係に基づいて、家族が自己の能力を最大限に発揮し、主体的に子どもに関する意思決定やケアへ参加できるように支援する動きとともに生まれた[2]。

　ここでは、NICUにおけるFCCの変遷と国内外の動向、臨床での実践について述べる。

> **キーワード**
> IPFCC®：患者・家族と医療者とがパートナーシップを組むことにより、患者・家族を中心としたケアの理解、ならびに実践の向上を使命として設立された米国の非営利組織（1992年設立）。

表 V-E-1　family-centered care（FCC）の4つの概念

尊重と尊厳（respect and dignity） 医療者は、患者・家族の考えや選択を注意深く聞き、尊重する。患者・家族の知識、価値観、信念や文化的背景をケア計画や実施に組み込むこと。	情報共有（information sharing） 医療者は患者・家族に一貫した偏りのない情報を役に立つ方法で提供し、共有する。患者・家族は、ケアや意思決定に効果的に参加するために、タイムリーに正確な情報が提供されていること。
家族のケア参加（participation） 患者・家族が望むレベルで、ケアや意思決定に参加することを支援されること。	家族との協働（collaboration） 患者・家族は、施設レベルの理念にもかかわっている。医療者は、ケア提供、医療ケア施設のデザイン、専門職者の教育に関するポリシー（方針）やプログラム開発、実践、評価に際し、患者・家族と共に協働すること。

（Johnson B, Abraham M, Conway J, et al：Partnering with Patients and Families to Design a Patient and Family-Centered Health Care System；Recommendations and Promising Practices. 2nd, Institute for Healthcare Improvement, Cambridge, 2011. をもとに作成）

NICUにおけるFCCの変遷

　1990年はじめより、欧米を中心に、医療依存度の高いNICUにおいてもFCCが言及されはじめた[2]。そのなかでも、Harrison[2]によって1993（平成5）年に公表されたFCCの指針において、家族は、医療者から理解できるように情報提供を受け、その医療者と共に子どもの治療やケアの意思決定に参画する立場であるという、家族と医療者との関係性が確認された。

　NICUにおいて家族が主体的に行動することを妨げる要因として、子どものサインの読み取りにくさや、全身状態の不安定さから医療依存度の高さがあげられる。そのためNICUのFCCでは、どのような状況下においても子どもの健やかなる成長を願う家族が、わからないことや気がかりなことについて医療者と対話し、情報共有していくことにより、子どもそれぞれの成長・発達の理解が徐々に進んでいく。そして最終的には、家族が子どもの発達を考慮したケアや治療などに関する意思決定ができるようになっている状態をめざす。NICU看護師は、子どもに対して多くのケアを行う一方で、家族のさまざまな思いを考慮して、ファシリテートすることが期待されている[3)4)]。

> **コメント**
> FCCの指針：FCCが実践された際に、どのように考え、どのように行動するかの基本となる方針をさす。

> **コメント**
> ファシリテート：家族の発言や参加を促し、家族と医療者との認識の一致を確認する介入をとおして、子どもの治療やケアに関する相互理解や合意形成を支援し、協働を促進させることをさす。

FCCに期待される効果

　FCCに期待される効果として、以下のことがあげられる。
①子どもの成長・発達の促進
②子どものケアに対する親の満足度の向上
③子どもの養育に対する自信が高まり、養育能力が向上
④家族間の絆・関係性の強化
⑤家族と医療者の良好な信頼関係の構築

　加えて、両親の愛着形成不全からの虐待予防（防止）や医療者の離職対策といった、社会問題の解決策としても期待されている。

国内外での臨床におけるFCCの実践

　2001（平成13）年になって、わが国も海外同様、FCCの概念はまずNICU看護職者によって紹介された[5]。わが国では、自国の文化を反映したFCCについての定義を明文化するまでには至っていないが、海外での動向に追随し、家族のニーズや希望もふまえたNICU環境の見直しが考慮され、FCC実践の定着がはかられていった。

　家族が過ごしやすいNICUの環境づくりに関しては、施設ごとにさま

ざまな取り組みがされている。わが国では、親の自由面会、沐浴や授乳手技を含む育児に慣れるための個別対応、skin to skin contact（肌と肌とのふれ合い）の促進などがあげられる。これらに加え、海外同様、きょうだい面会などの先駆的な取り組みを行っている施設もみられる。海外では、成人用ベッドを用いた両親と子どもとのskin to skin contact（北欧）や、NICUの個室化（北米）といった傾向もある。文化や医療制度も考慮し、各国の家族のニーズに応じた最善の環境をめざした取り組みがこれからも続けられるであろう。最近の動向として、ハイリスク新生児における母乳育児の指針として「Neo-BFHI」が作成された際に、条文（step）の前提である原理（guiding principle）として、FCCに基づく環境の調整が明文化された[6)-8)]。"NICUで提供されるケアの基本にFCCがある"という声明は、今後も広く伝えられていくことが期待される。

> **コメント**
> Neo-BFHI：WHO/UNICEFの推奨する『母乳育児成功のための10か条』をベースに、カナダ・北欧を中心としたワーキンググループにより、NICUに入院する新生児とその家族に対する母乳育児の推奨を目的として作成された試案である。

NICUにおけるFCCの課題

わが国では、家族と医療者とが、子どもの最善の利益をめざして話し合い、施設ごとにFCCの指針に基づいたケアの実践が行われている。2015（平成27）年4月からの『健やか親子21（第2次）』では、親子が発信するさまざまな育てにくさのサインを受け止め、丁寧に向き合う、「育てにくさを感じる親に寄り添う支援」が重点課題の一つとしてあげられた[9)]。

家族にとって、NICUに入院している子どもの反応をとらえることは容易ではないこと、育てにくさを感じる可能性があることをあらためて認識する必要がある。また、子どもの健康状態のみならず、育児期にある母親の心身の健康などの改善に努めるために、親や子どもの多様性を尊重し、それを支える社会の構築が目標としてあげられた。このことから、今後もFCCはさらに強化するべき指針であることが裏づけられたといえる。

■1 退院後の生活を支える多職種連携によるしくみづくり

多職種連携がうたわれるようになって久しいが、『健やか親子21（第2次）』では、妊娠期（もしくは、それ以前）から育児期にわたり、保健-医療-福祉が効果的に連携し、病院内と地域で情報共有できるFCCの実践をめざしたしくみづくりが期待されている。昨今、医療技術の進歩にともない、妊娠期からNCUに入院する可能性について予測が立てられるようになった。また、在宅医療の進歩にともない、医療機器を必要とする状態であっても在宅移行することが可能になったことから、病

院-保健-福祉や企業とも連携するようになっている。しかし、退院後の地域とのつながりを支えるしくみづくりには施設・地域格差があり、早急に強化していく必要がある。

参考になる知見として、米国では、新生児看護協会（National Association of Neonatal Nurses）は先行研究をもとに、「NICUにおける推奨される看護実践」の一つとして「FCCがNICUに入院する子どもの家族に対して提供される」ことを明示した。具体的には、「家族の24時間面会やケア参加」「家族の心理面のフォロー」「短・長期的な家族支援リソースの照会」があげられた。

2 家族の理解を支えるツールやケア参加の機会の提供

低出生体重児を出産した母親に対し、子どもの退院前に実施した全国調査によると[11]、「一般的な早産児の経過や退院後の成長・発達」に関するツール（パンフレットなど）を用いた情報提供は、海外の水準に比して全体的に不足していた。また、家族の育児の自立度は、学歴などの背景による差はみられず、病棟でのケア選択の自由度が高い場合（例えば、母親が希望したときにはいつでもskin to skin contactができるなど）において高かった。つまり、入院した施設で提供されるツールや環境が家族の育児能力に影響している可能性が示唆された。そのため、家族の状況に応じて、適切な時期に子どもの成長と将来を見越した情報提供を行うことや、親子のかかわりを深めるケアを充実させることが必要である。

3 FCCに関する教育の充実

NICUにおけるFCCに対して疑問をもつ家族や医療者もいる。例えば、「呼吸器を付けているのに、家族がはじめから子どものケアに参加するなんて現実的ではない」「家族が子どもの治療の意思決定をするなんてできない／望んではいない」と一方的な思い込みで判断してしまっている場合がある。

Hutchfieldは、FCCの理念に基づき家族と対話することをとおして、コミュニケーションの性質が変化していくことに着目し、家族と看護師の関係性の段階を示す仮説としてFCCのヒエラルキーを示した（図V-E-1）[12]。ここでは、医療者と家族の関係性が成熟していく段階を「両親のかかわり」→「両親の参加」→「両親とのパートナーシップ」→「FCCの実践」へとつながっていくことを説明している。FCCの実践に困難を感じた際には、家族と医療者間の関係性を振り返るツールとして活用できる。

> **コメント**
> 「NICUにおける推奨される看護実践」：「ディベロップメンタルケアの核となる取り組み」と称されている場合もある[10]。米国の新生児看護協会（National Association of Neonatal Nurses）により、「子どもの睡眠の保障」「子どものストレスや痛みの査定と管理」「子どもの成長に応じた生活への保障」「FCCの提供」「癒される環境の提供」が示された。

FCCの実践

参加度	・両親により導かれる	コミュニケーション	・対話:ポリシーの作成に家族がかかわる
関係性	・中立的な尊重 ・多くの家族メンバーとのかかわりがある	両親の役割	・子どもをケアするすべての点におけるエキスパート
両親や家族	・子どもの病気や治療法に関する幅広い知識を得る ・両親の看護や技術スキルが尊重される	看護師の役割	・コンサルタント/カウンセラー

両親とのパートナーシップ

参加度	・両親の対等な地位を承認する ・両親が子どものことをよく知っていて、熟練している	コミュニケーション	・役割の交渉(話し合い) ・サポートニーズの確認
関係性	・対等な立場 ・家族のwell-being(健康状態)への関心	両親の役割	・いちばんのケア提供者
両親や家族	・両親はケア提供に関する権限をもつ	看護師の役割	・支援者、助言者、そしてファシリテーター ・家族の関心ごとだけでなく、病児をも理解する ・両親が休息をとれるよう支援する

両親の参加

参加度	・自発的に(話し合って)取り決めるが、看護師は監視者になる傾向がある	コミュニケーション	・知識の共有 ・親役割の重要性の強化
関係性	・ラポールが確立される ・ほかの家族メンバーがかかわる ・自然と協力(協調)的になる	両親の役割	・日常のケア提供への参加
両親や家族	・承認された家族の強さ	看護師の役割	・希望があれば看護ケアを引き受ける ・提供するすべてのケアを確実に行う責任 ・両親が引き受けたくないケアを引き受ける ・ケア提供の方法を両親に教える

両親のかかわり

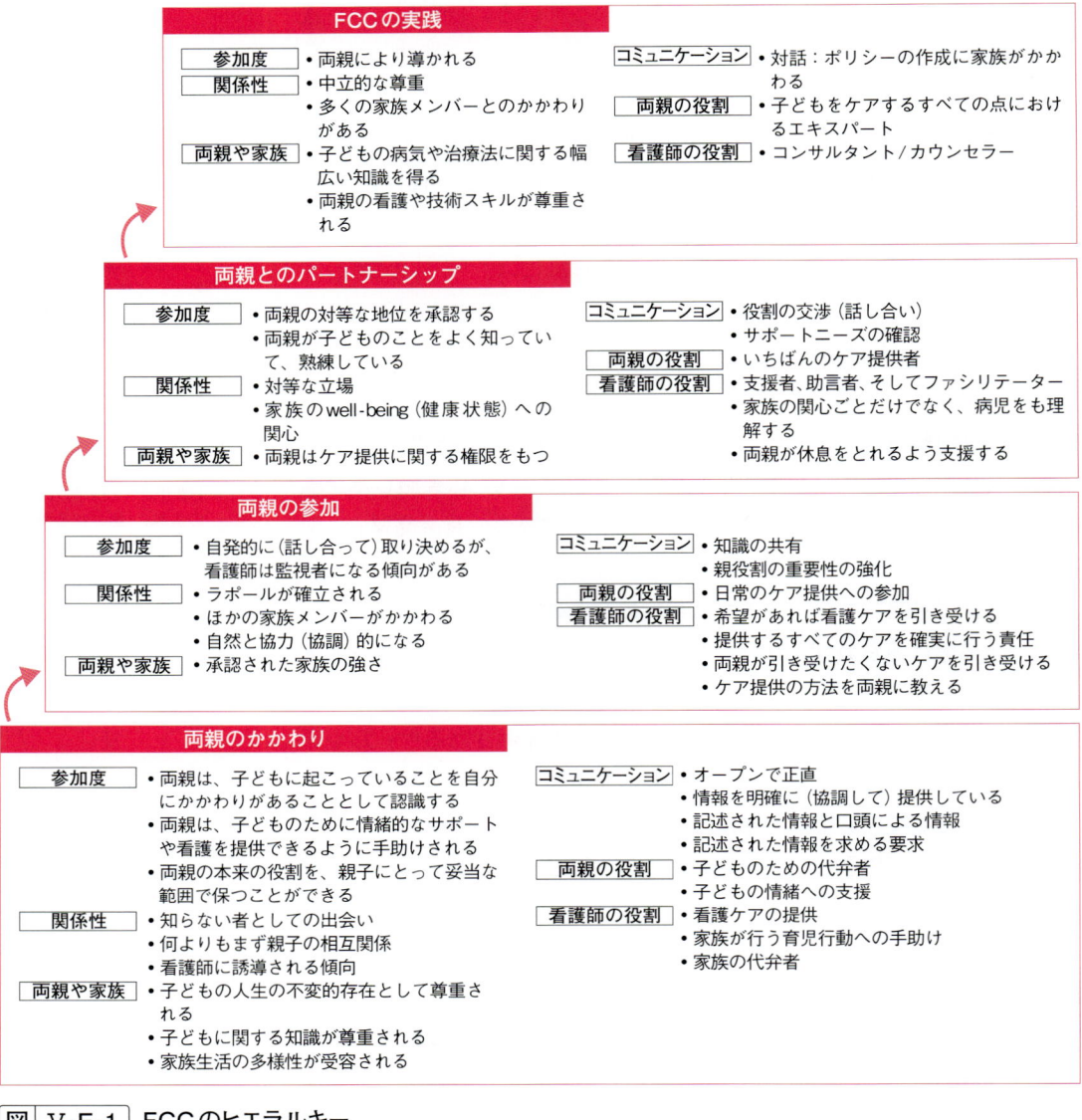

参加度	・両親は、子どもに起こっていることを自分にかかわりがあることとして認識する ・両親は、子どものために情緒的なサポートや看護を提供できるように手助けされる ・両親の本来の役割を、親子にとって妥当な範囲で保つことができる	コミュニケーション	・オープンで正直 ・情報を明確に(協調して)提供している ・記述された情報と口頭による情報 ・記述された情報を求める要求
関係性	・知らない者としての出会い ・何よりもまず親子の相互関係 ・看護師に誘導される傾向	両親の役割	・子どものための代弁者 ・子どもの情緒への支援
両親や家族	・子どもの人生の不変的存在として尊重される ・子どもに関する知識が尊重される ・家族生活の多様性が受容される	看護師の役割	・看護ケアの提供 ・家族が行う育児行動への手助け ・家族の代弁者

図 V-E-1 FCCのヒエラルキー

〔Hutchfield K:Family-centered care:a concept analysis. J Adv Nurs 29(5):1178-1187, 1999. をもとに作成〕

■文献

1) Johnson B, Abraham M, Conway J, et al:Partnering with Patients and Families to Design a Patient and Family-Centered Health Care System;Recommendations and Promising Practices. 2nd, Institute for Healthcare Improvement, Cambridge, 2011. http://www.ipfcc.org/faq.html
2) Harrison H:The principles for family-centered neonatal care. Pediatrics 92(5):643-650, 1993.
3) Griffin T:Family-centered care in the NICU. J Perinat Neonatal Nurs 20(1):98-102, 2006.
4) Malusky SK:A concept analysis of family-centered care in the NICU. Neonatal Netw 24(6):25-32, 2005.
5) 木下千鶴:NICUにおけるファミリーセンタードケア. 日本新生児看護学会誌 8(1):59-67, 2001.

6) Nyqvist KH, Häggkvist AP, Hansen MN, et al：Expansion of the baby-friendly hospital initiative ten steps to successful breastfeeding into neonatal intensive care：expert group recommendations. J Hum Lact 29（3）：300-309, 2013.
7) Nyqvist KH, Häggkvist AP, Hansen MN, et al：Expansion of the ten steps to successful breastfeeding into neonatal intensive care：expert group recommendations for three guiding principles. J Hum Lact 28（3）：289-296, 2012.
8) Neo-BFHI Working group, Hansen MN：The Neo-BFHI：The Baby-Friendly Hospital Initiative Expanded For Neonatal Intensive Care. Core document with recommended standards and criteria. Nordic and Quebec Working Group, 2015.
   http://www.ilca.org/i4a/pages/index.cfm?pageid=4214
9) 厚生労働省：健やか親子21（第2次）．2014.
   http://www.mhlw.go.jp/file/06-Seisakujouhou-11900000-Koyoukintoujidoukateikyoku/0000067539.pdf
10) Kenner C, McGrath JM：Developmental care of newborns and infants：a guide for health professionals. 2nd ed, National Association of Neonatal Nurses, Glenview, 2010, pp51-54.
11) 清水彩：NICUで受けた看護実践に対する家族の認識：ファミリーセンタードケアとエンパワーメントに焦点をあてて．日本新生児看護学会誌16（2）：6-16, 2010.
12) Hutchfield K：Family-centered care：a concept analysis. J Adv Nurs 29（5）：1178-1187, 1999.

（清水　彩）

MEMO

VI章

NICUで使われる医療機器

はじめに

NICUでは、非常に多くの医療機器が使用される。
ここでは、代表的な医療機器について機能と使用上の注意点を説明する。

保育器

保育器の重要な役割は、①体温維持、②不感蒸泄を防ぐための湿度管理、③感染予防のための空調管理、である。①だけの機能を基本とした開放式保育器と、①～③の機能を有した閉鎖式保育器があり、開放式と閉鎖式の両方の機能を兼ね備えた保育器も存在する（**写真Ⅵ-1**）[1]。そのほかの機能として、保育器内の酸素濃度の管理、体重測定機能、パルスオキシメーター内蔵タイプなどがある。

1 温度制御

- 温度制御の方法には、保育器内温度が設定した温度になるようにヒーター出力をコントロールする方法（マニュアルコントロール）と、新生児の体温が一定に保たれるようにヒーター出力をコントロールする方法（サーボコントロール）がある。
- ダブルウォールは、保育器の壁を二重にし、外気と接触した壁から熱が奪われるのを防ぐ（輻射熱対策）（**図Ⅵ-1**）。
- 側面にある処置窓や手入れ窓を開放することで保育器内の温度が低下することを防ぐために、エアカーテンが装備されている（図Ⅵ-1）。

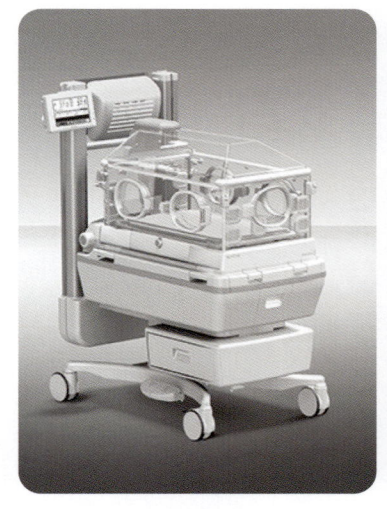

閉鎖式保育器 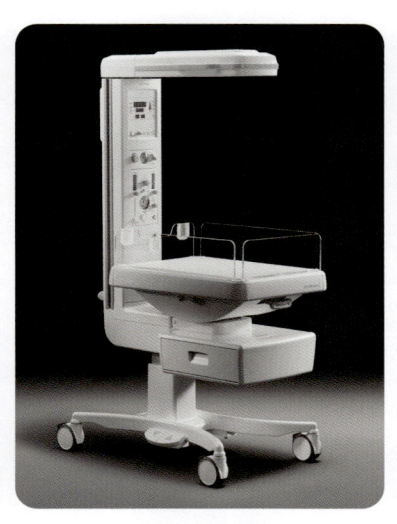　　開放式保育器 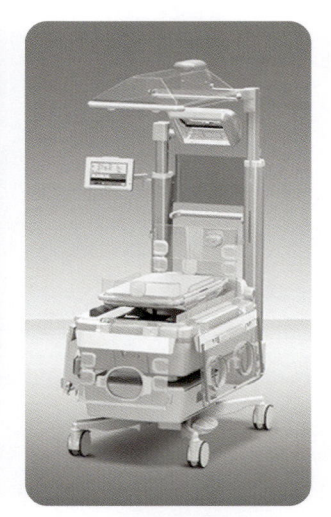　　閉鎖・開放両用保育器

写真 Ⅵ-1　保育器の種類

（アトムメディカル株式会社：保育器Dual Incu i®カタログ．より引用）

2 湿度制御
- 湿度管理は、過剰な不感蒸泄を防ぐために重要である。
- 清潔な加湿層と滅菌蒸留水を使用し、感染防止に努める。

3 空調管理
- 保育器内の清浄度を保つために、HEPAフィルターを通した換気が毎分10L程度行われている。
- 定期的にフィルターの交換をする。

4 保育器の使用にあたってのポイント
①使用前の動作確認をする。
- 保育器の組み立てが悪いと新生児の落下の危険性がある。
- 動作開始後にファンが正常動作せず温度制御不良となることがある。

②保育器の換気口をおむつやリネン類などでふさがない。
- 保育器内を循環する部分を閉塞してしまい、適正な温度制御と適切な空気清浄度が保てなくなる（**写真Ⅵ-2**）。

③処置窓の開放時間は短時間にする。
- ダブルウォール機能があっても、処置窓を開けると保育器内の温度は低下する。

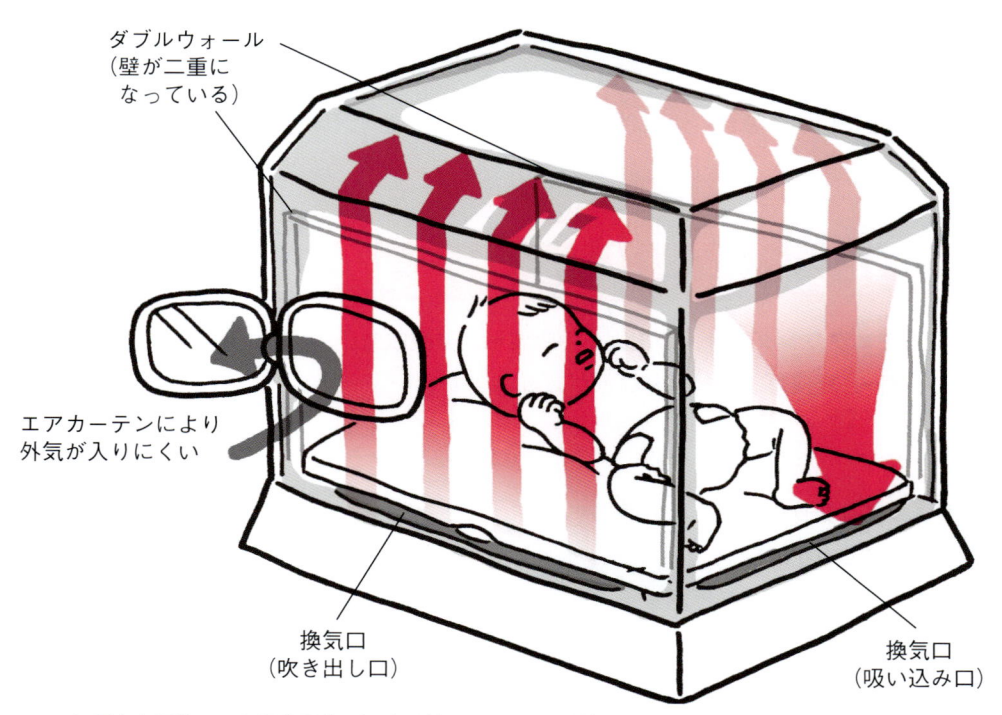

処置窓を開放しても保育器内の温度が低下しにくい。外気の流入による温度低下を防止する。

図 Ⅵ-1　ダブルウォールとエアカーテン（イメージ）

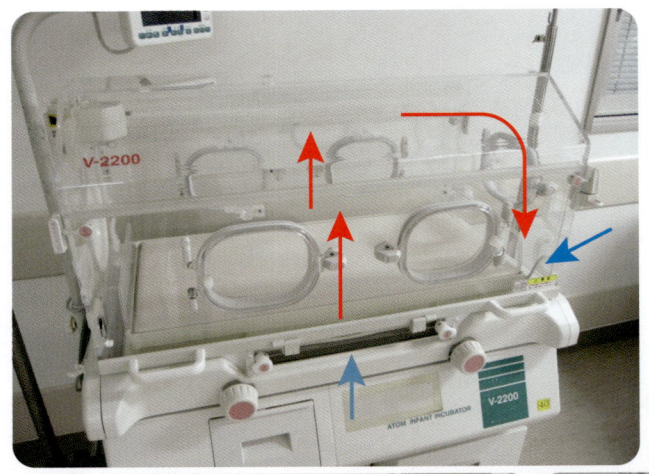

※赤矢印は換気の流れを示す。

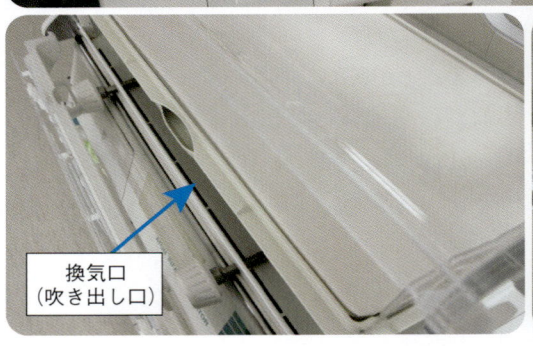

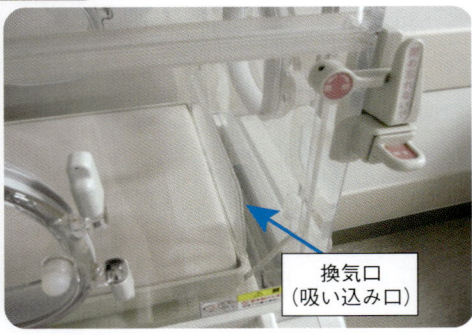

換気口（吹き出し口）

換気口（吸い込み口）

換気口部分をおむつなどで塞ぐと、換気の妨げになる

写真 Ⅵ-2　保育器の換気の注意点

- 保育器内で酸素を使用する場合、処置窓を開けると酸素濃度は低下する。

生体情報モニター

NICUで使用するモニタリングには、心電図、呼吸波形、非観血血圧、パルスオキシメーター、経皮ガスモニターなどがある。

1 心電図

- 心拍数や不整脈のモニタリングのために使用する。
- 電極は正しく装着する（図Ⅵ-2）。
- 波形が正しく表示されているかを確認する。
- 波形が正しく表示されない原因には、以下のことが考えられる。
  ①体動
  ②電極が外れている、電極の位置が適切でない
  ③電極の粘着力がない（浮いている）

> **コメント**
> 心拍数などのモニタリング：NICUでは治療や安静のために、新生児は腹臥位で過ごすことがある。新生児突然死症候群（SIDS）の予防のため、入院中は必ずモニタを装着する。

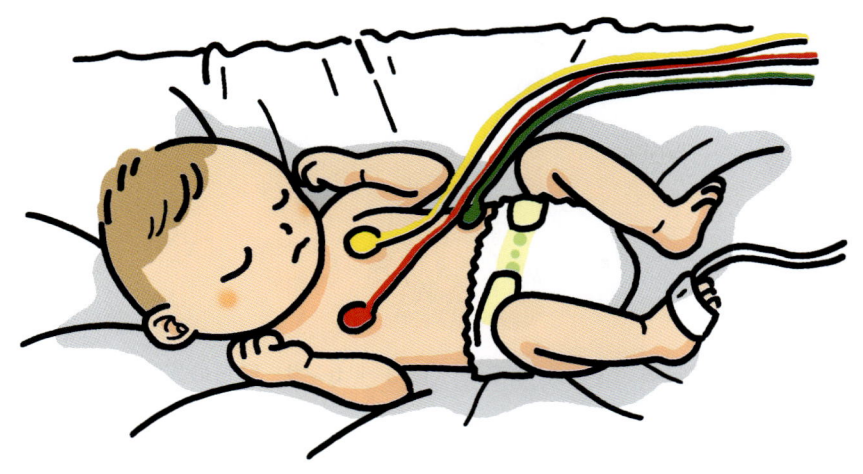

赤：右胸、緑：左腋窩中線横隔付近、黄色：左胸

図 Ⅵ-2　心電図の電極の貼付位置

2 呼吸波形
- 胸郭の動きを感知して呼吸波形（呼吸パターン）と呼吸数を表示する。
- 呼吸により胸郭が動く部分に電極を貼ることで、より安定した呼吸波形を表示することができる。

3 非観血血圧
- 新生児用のカフを用い、上腕の2/3程度の幅を選択する。
- カフの幅が狭いと血圧の値が高めに表示される。

4 パルスオキシメーター
- 光センサーを利用し、動脈血酸素飽和度（SpO_2）を測定する。
- 新生児では、手背や足背で計測することが多い。
- 末梢循環不全がある場合、値の信頼性は低下する。
- センサー発光部と受光部が向かい合うように装着し（図Ⅵ-3）、柔らかいマジックテープなどで強く巻きつけないように固定する。
- 同一部位での長時間の装着は低温熱傷や圧迫による褥瘡の危険性もあるため、装着部位を定期的に変更する。

5 経皮ガスモニター
- 経皮酸素分圧（$tcPO_2$）と経皮二酸化炭素分圧（$tcPCO_2$）を測定する。
- センサーは電極が密着する部位に装着する。
- センサーは43℃に加温されるため、低温熱傷が発生する可能性が高い。そのため、定期的に測定部位を変更する（写真Ⅵ-3）。
- センサーを装着後、測定値が安定するまでに15分程度時間がかかる。

発光部
受光部

図 Ⅵ-3　パルスオキシメーターの装着

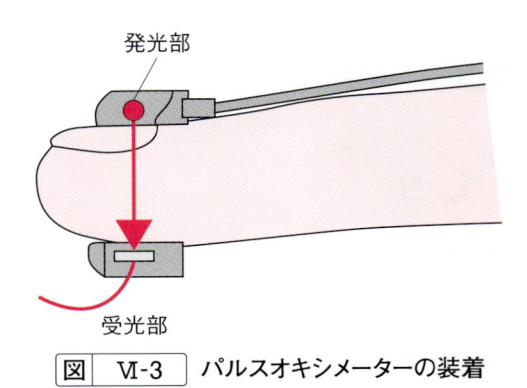

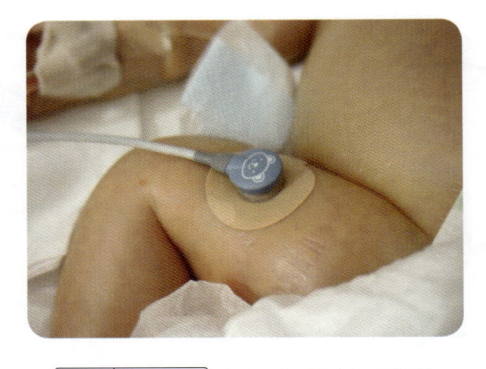

写真 Ⅵ-3　センサー貼付の実際

呼吸管理のための機器（人工呼吸器は除く）

❶ n-CPAP（経鼻的持続気道陽圧呼吸）

- n-CPAP（nasal continuous positive airway pressure）は呼吸管理方法の一つで、気管挿管をせずに呼吸補助を行う。
- 持続的に一定の陽圧をかけることで、呼吸仕事量を軽減する。

❷ n-DPAP（呼気吸気変換方式経鼻的持続陽圧呼吸）

- n-DPAP（nasal directional positive airway pressure）は内部のガスの流れをジェット気流で方向を変化させ、呼気は吐きやすい構造となり、呼吸するときの仕事量をより軽減する（**図Ⅵ-4**[2)-5)]、**写真Ⅵ-4**[6)]）。

❸ 経鼻的流量呼吸補助（high flow nasal cannula；HFNC）

- 高流量（4〜7L/分）のフローにより、二酸化炭素を効率的に排出し、呼吸仕事量が軽減し換気量が増加する。器具を装着したままでも哺乳ができる。

❹ 加温・加湿

- 自発呼吸では、吸気は上気道（鼻、咽頭、喉頭、気管の一部）で加温・加湿される。
- 装置を使用する場合、吸気の加温・加湿がされにくくなるため、必ず加温・加湿されたガスが必要となる。

❺ 機器トラブル・急変に備えた準備

- 呼吸管理中は、機器のトラブルや新生児の呼吸状態の悪化にすばやく対応できるように、人工呼吸ができる用具を準備しておく（**写真Ⅵ-5**）。
- 勤務開始時には、用具が使用できるかどうか点検を行う。

図 Ⅵ-4　n-CPAPとn-DPAPの比較

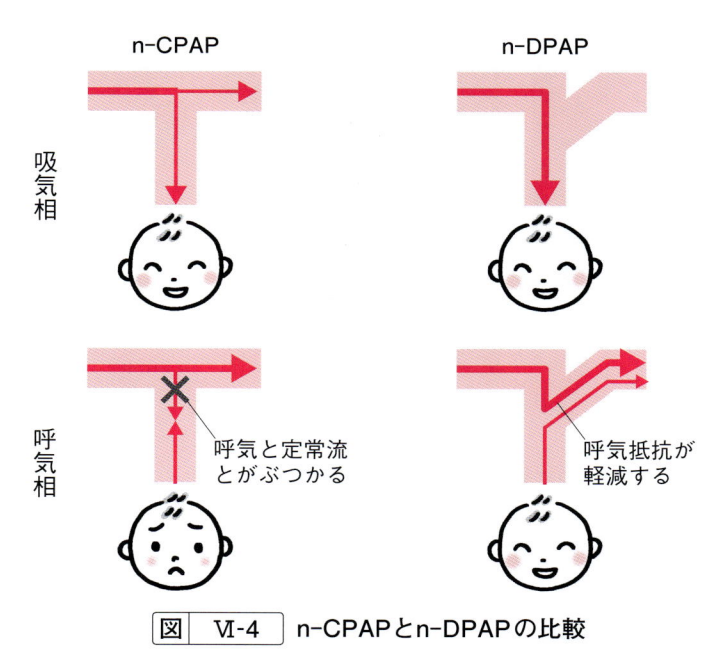

（文献2〜5をもとに作成）

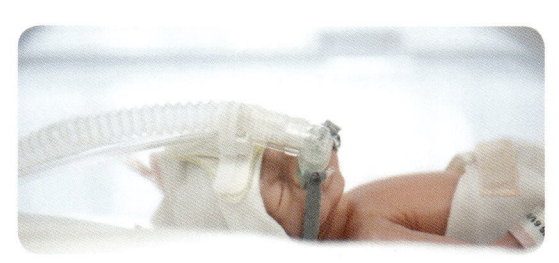

① 鼻中隔の保護として、皮膚保護材のテープを使用することもある。帽子のサイズを適正に選択し、装着時にカニューレがずれないように固定する。
② 帽子がゆるいと、固定具が帽子とともにずれてしまい、鼻中隔への圧迫の原因となる。眉間に固定部分がきて、ずれないことが理想である。

写真 Ⅵ-4　n-DPAPを装着している新生児

（エア・ウォーター株式会社：社内資料．より引用）

治療に必要な機器

■光線療法器

- 高ビリルビン血症（黄疸）の治療に使用される。
- 光源には、青白色光（ブルーライト）、緑色光（グリーンライト）、青色発光ダイオード（LED）がある。紫外線の身体への影響から、グリーンライトが主流となっている。
- 新生児の上から光を当てるタイプと背中の下に敷くタイプなどがある。治療中でも抱っこや授乳ができる製品もあるので、新生児の状態

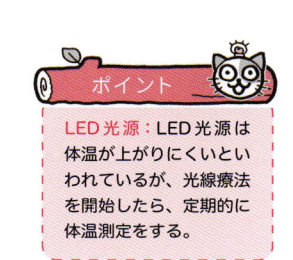

> **ポイント**
> LED光源：LED光源は体温が上がりにくいといわれているが、光線療法を開始したら、定期的に体温測定をする。

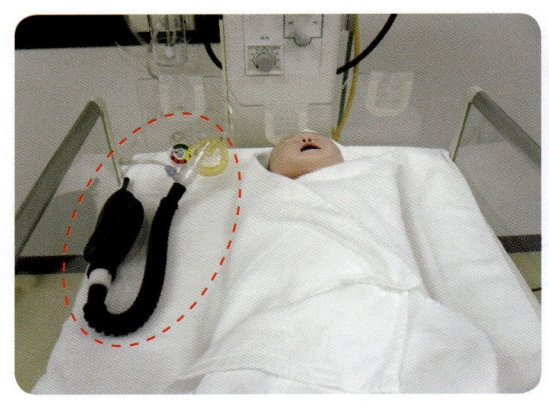

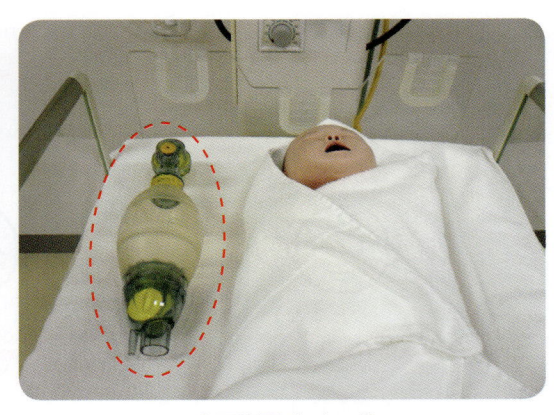

|流量膨張式バッグ|自己膨張式バッグ|

呼吸状態が不安定な新生児のベッドサイドには、いつでも人工呼吸ができるように、適切なサイズのマスクと流量膨張式バッグまたは自己膨張式バッグを準備しておく。

写真 Ⅵ-5 呼吸管理中の準備

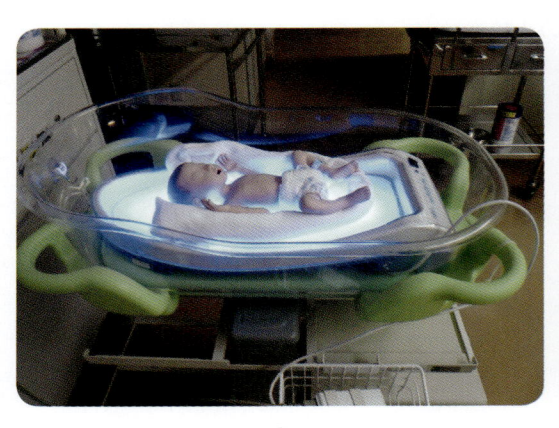

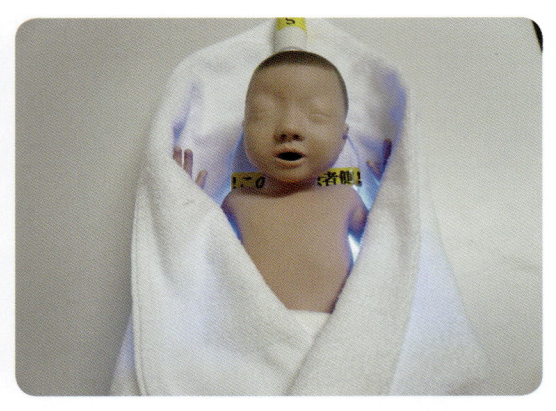

|a|b|

上から照射するタイプ（p53「写真Ⅱ-F-1」参照）のほかに、ベッドに設置するタイプ（a）、ベッドと新生児の背中の間に挿入し、下から照射するタイプ（b）がある。新生児の背中に挿入するタイプは、光線療法を行ったまま抱っこすることができる。新生児の状態や環境に合わせて機器を選択する（実際に使用するときには、専用のシーツを敷く）。

写真 Ⅵ-6 光線療法器（下から照射するタイプ）

や環境によって選択する（**写真Ⅵ-6**）。

■文献
1) アトムメディカル株式会社：保育器 Dual Incu i® カタログ.
2) 立花貴史, 早川昌弘：新生児呼吸管理；呼吸管理の種類を知ろう！. Neonatal Care 28（5）：14-20, 2015.
3) 島義雄：新生児疾患. 小児科 54（2）：185-191, 2013.
4) 鈴木悟：n-CPAP と n-DPAP；適応と使用方法, 合併症. 周産期医学 39（7）：935-940, 2009.
5) 松本弘：CPAP. 周産期医学 44（12）：1564-1566, 2014.
6) エア・ウォーター株式会社：社内資料.

（北本憲永、大澤真智子）

VII章

ある日の新生児の一日のケア

日勤帯での新生児のケアを、

あなた（新人看護師）は、本日の日勤帯でAちゃんを受け持つことになった。先輩と一緒にケアの根拠や必要な情報を考えてみよう。

受け持ち患者
Aちゃん。在胎33週3日で出生した男児。

NICU入院までの状況
- 在胎32週6日。突然陣痛が出現し、緊急入院となった。その後、胎児心音の下降をみとめたため、翌日に緊急帝王切開となった。
- 在胎33週0日で出生。アプガースコア1分8点、5分8点。
- 出生体重1,900g、身長43.0cm、頭囲29.5cm、胸囲27.0cmであった。
- 早産、低出生体重児のためNICUに入院となった。

入院後の状況
- 入院後は保育器に収容し、軽度の陥没呼吸がみられたため酸素療法を行った。
- 入院後の血糖値45mg/dLのため、末梢静脈路を確保し、10%ブドウ糖液を開始した。日齢1から経管栄養を開始した。

本日の状況
- 修正33週6日・日齢6
- 経管栄養で母乳を1回20mL、1日8回授乳している。本日、血糖値が安定していれば末梢点滴は抜去する予定。
- 本日、朝7時のバイタルサインでは、体温37.7℃、心拍数152回/分、呼吸数48回/分、血圧56/34（平均血圧38）mmHgであった。体温が安定していたため、保育器内温度を0.5℃下げた。
- 午後、両親が面会し、カンガルーケアを行う予定である。

家族情報・退院後の育児サポート
- 母親は初産婦で、父親と二人暮らし。自宅から病院までは車で20分。
- 育児支援者は近くにいない。

症例をとおして考えてみよう！

Aちゃんの現在の様子

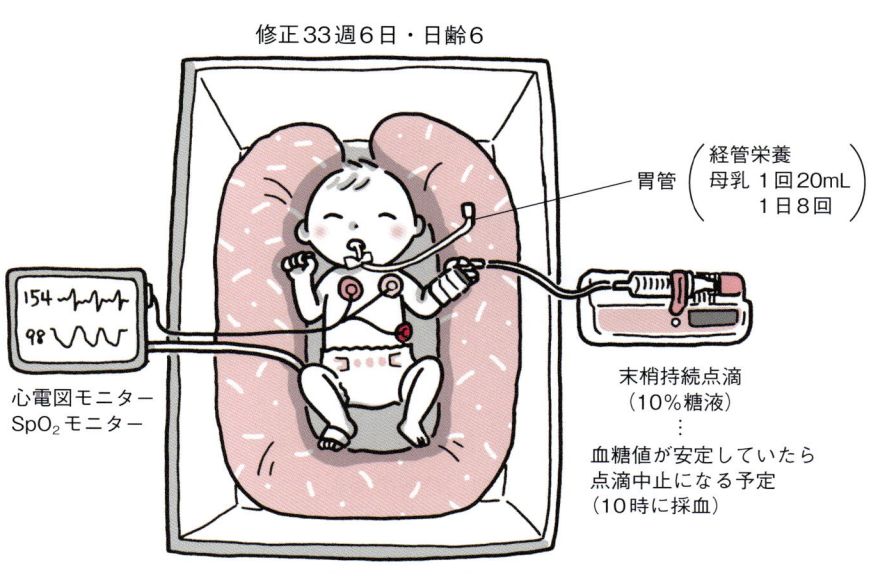

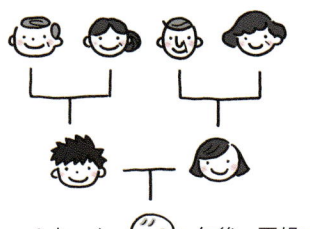

修正33週6日・日齢6

胃管
経管栄養
母乳 1回20mL
1日8回

心電図モニター
SpO₂モニター

末梢持続点滴
（10％糖液）
⋮
血糖値が安定していたら
点滴中止になる予定
（10時に採血）

保育器（器内温31.0℃）

Aちゃん　午後、両親で面会
カンガルーケアを行う

7時のバイタルサイン
- 体　　温　37.7℃（保育器内温31.5℃）
- 心拍数　152回／分
- 呼吸数　48回／分
- 無呼吸　なし
- 血　　圧　56/34 mmHg

Aちゃんの基本的な生活

	8	9	10	11	12	13	14	15	16	17
Aちゃんの生活		睡眠	哺乳	睡眠	哺乳		睡眠		哺乳	睡眠
ケア		情報収集	申し送り	採血清拭・体重測定	授乳	授乳カンガルーケアおむつ交換		検温	授乳おむつ交換	申し送り

Ⅶ　ある日の新生児の一日のケア

1. 情報収集

　新生児のケアは、出生前から始まっている。新生児に起こりうるリスクや必要なケアを考えるためにも、母親の妊娠・分娩時の情報、胎児の発育の状態、胎児異常の有無などを把握する。

　新生児の成長・発達を評価するために、修正週数と日齢、その日の体重とともに出生後の経過を把握する。また、現在行われている治療、検査の予定、授乳方法などの情報を収集し、当日のケアスケジュールを立てる。

　両親が主体的にケアに参加できるように、家族の情報や退院後の育児支援が得られるかどうかなどの情報も収集し、面会時にどのような対応をするかも考えておく。

2. 申し送りを聞く・申し送る

　私たちは、新生児が成長・発達している過程のうち、NICUに入院している期間のケアに携わっている。日々の受け持ちでは、10時の授乳、13時の検温という"点"のケアではなく、8〜16時間という"期間"のケアを行い、それを次の担当者に伝えていく責任がある。

　そのためには、「10時に経口哺乳をしました」「日勤の尿量は30mLでした」という"点"の観察やケアではなく、観察したことや数値は、この新生児にとって基準範囲なのか、よい方向に向かっているのか、あるいは治療や介入が必要な状況かどうかを判断する必要がある。

　また、申し送りを聞くときは、看護を継続していくために必要なことは何か、介入や処置が必要ならば、自分にはそれができるのかどうかを判断することも重要である。個別的な方法で処置を行っていることや初めて行う処置があるときは、必ず手順などを前勤務者と確認しておく。

3. バイタルサインを測定する

◎ 先輩から新人への確認事項
　□ Aちゃんのバイタルサインは、いつ測定しますか？
　□ 特に注意して観察することはどのようなことでしょうか？

◎ 先輩に報告してみよう
　新人：9時にバイタルサインを測定しました。体温37.2℃、心拍数150回/分、呼吸数48回/分、周期性呼吸や無呼吸はみられません。血圧は58/34（平均血圧38）mmHgでした。
　先輩：7時に保育器の温度を下げているのはなぜですか？
　新人：体温が基準値よりも高かったからです。

先輩：保育器の温度を調整した後の体温はどうですか？ 保育器の温度を調整する必要はありますか？

新人：体温は基準範囲になりました。末梢冷感はなく呼吸状態は安定しているので、温度調整の必要はないと思います。

先輩：そうですね。今は必要がないですね。保育器の温度を下げたことで、体温が右肩下がりに変化しているので、さらに下がらないかどうか注意しましょう。

バイタルサインを測定したときは、基準範囲から逸脱していないかどうか、個々のふだんの値と大差がないか、バイタルサインに変化を与える要因があるかをアセスメントすることが必要です。

4. 体重測定をする

◎先輩から新人への確認事項
□Aちゃんの体重は、いつ測定しますか？
□体重の増減はどうですか？

◎先輩に報告してみよう

新人：Aちゃんの体重を、10時の授乳前に測定しました。1,910ｇでした。

先輩：Aちゃんの出生体重はどれくらいですか？ 今日の日齢は？

新人：出生体重は1,900ｇ、日齢6です。

先輩：生理的な体重減少はどれくらいでしたか？

新人：…。

先輩：生理的体重減少と新生児の体重増加について復習しましょう。新生児は、生後2〜4日にかけて出生体重の5〜10％の体重が減少します。これを生理的体重減少といいます。生理的体重減少は、胎便や尿の排泄、不感蒸泄によるもので、低出生体重児ほど体重の減少率が大きくなります。哺乳量の増加とともに、生後7〜10日ほどで出生時の体重に戻ります。その後は1日25〜30ｇずつ増加していきます。

体重を測定したら、「その計測値が正しいかどうか」はもちろん、「体重が増加する時期？ 減少する時期？」「増えすぎていないか？ 減りすぎていないか？」という変化に注目してアセスメントをしましょう。

Ⅶ ある日の新生児の一日のケア

5. 採血をする

◎先輩から新人への確認事項
- Aちゃんにとって採血の目的は何でしょうか？
- 採血を行うときに必要なケアや観察はどのようなことでしょうか？

◎授乳前に、先輩と一緒に採血をした
先輩：血糖値はどれくらいでしたか？
新人：70mg/dLでした。点滴の量を減らしてきていますが、血糖値は基準範囲で、いつも65～73 mg/dLなので、安定していると思います。
先輩：そうですね。今、測定した値を評価するために、基準範囲とAちゃんの血糖値の変化を情報収集しておくことが大事ですね。
新人：はい。点滴も終了できそうです。主治医に報告してきます。

6. 授乳する

◎先輩から新人への確認事項
□ 授乳をするときに必要な情報にはどのようなことがあるでしょうか？
□ 安全に経管栄養を行うためには、どのようなことに注意する必要があるでしょうか？

◎先輩と一緒に授乳の準備をする
新人：これから10時の授乳の準備をします。
先輩：Aちゃんに、安全に授乳するために必要な情報を確認しておきましょう。
新人：Aちゃんはまだ経口哺乳ができないので、経管栄養で母乳を1回20mL授乳しています。注入中は腹臥位でいることで消化は良好です。
先輩：「安全に」経管栄養を行うために、ほかに確認しておくことはありますか？
新人：胃管の挿入長です。
先輩：そうですね。ベッドサイドを離れたときでも、胃管が抜けないように固定の状態も必ず確認しましょう。授乳する母乳や人工乳の種類・量は、決められた方法や手順を守って確認しましょう。
新人：では、まずは挿入長、固定の状況を確認して、前回の母乳の消化の状態を確認します。

7. カンガルーケアの準備をする

◎先輩から新人への確認事項
- □ カンガルーケアにはどのような効果があるでしょうか？
- □ 両親の心理状況のアセスメントはできていますか？
- □ カンガルーケアを安全に快適に行うために、どのような環境を整えることが必要でしょうか？

◎先輩に報告してみよう

新人：15時から両親が面会にいらっしゃいます。今日はお母さんがカンガルーケアを初めて行います。

先輩：お母さんの体調や精神的な状態について情報はありますか？

新人：最初は、「赤ちゃんに触るのが怖い」とおっしゃっていましたが、少しずつ慣れてきたようです。カンガルーケアの説明をしたときも、喜ばれていたようです。

先輩：ベッドサイドの環境はどうしますか？

新人：お父さんも一緒に見守りができるように、場所を確保してスクリーンで周りを囲います。カンガルーケア中もモニターを見えるようにして置き、両親にもそのことを伝えます。

先輩：親子が安全に過ごせるようにするのは大事なことですね。

（中島智美、前田　忍）

MEMO

付録

新生児の成長

(胎児期から出生まで)

新生児の成長（胎児期から出生まで）

妊娠週数	1	2	3	4	5	6	7	8	9	10	11	12
						胎外生存不可能時期						
新生児の分類 在胎週数による分類					早期流産							
出生体重による分類												
胎児の成長 身長(cm)											1.5	
体重(g)										20		
運動系												
感覚・知覚				胎内の音に反応する								
催奇形因子の影響					器官形成期（主要な臓器が生成されるため、催奇形因子により先天異常を起こしやすい）							
主な器官の発生 中枢神経				●								
肺							●					
サーファクタント												
心臓				●								
消化器					●							
眼					●							
耳					●							
手・足					●							

妊娠週数	24	25	26	27	28	29	30	31	32
					胎外生存可能時期				
新生児の分類 在胎週数による分類		超早産児						早産	
出生体重による分類	1,000g未満：超低出生体重児				1,500g未満：極低出生体重児				
胎児の成長 身長(cm)				35				40	
体重(g)				1,000				1,500	
運動系					吸啜運動が出現				
感覚・知覚		大人と同様に痛みを感じる			50～60dBの音に反応する				
催奇形因子の影響									
主な器官の発生 中枢神経									
肺			26週：構造完成						
サーファクタント					28週：分泌開始		30週：急速に増加		
心臓									
消化器									
眼									
耳									
手・足									

＊催奇形因子：母子感染・薬剤・放射線・高血糖・アルコール・たばこなど

	13	14	15	16	17	18	19	20	21	22	23
										胎外生存可能時期	
			後期流産							超早産児	
			16				25				650
			100				250				250
										強い光に反応	音にはっきり反応する
	生理的欠陥、先天異常、機能的障害を起こす可能性がある										
							20週：産生開始				

	33	34	35	36	37	38	39	40	41	42	43
								正期産		過期産	
	2,500 g未満：低出生体重児									4,000 g以上：巨大児	
			45				50				
			2,000				3,000				
			吸啜と嚥下の協調が発達してくる								
	強い光が当たると目を閉じる				20〜30dBの音に反応する						
		34週：機能的にも成熟してくる									

（野村雅子）

付録　新生児の成長（胎児期から出生まで）

索 引

数字・ギリシャ文字

4つのサブシステム ……… 71, 72
α貼り ……………………………… 61
Ω貼り ……………………………… 61

A～W

B細胞 …………………………… 94
Ca ……………………………… 82
CMV …………………………… 110
DC ……………………………… 73
Edinburgh Postnatal Depression Scale ………………………… 76
EPDS …………………………… 76
family-centered care ……… 146
FCCの4つの概念 …………… 146
FCCの指針 …………………… 147
FCCのヒエラルキー ………… 150
FSPAPI ………………… 102, 103
FT …………………… 100, 101, 131
HFNC ………………………… 158
IgA ……………………………… 94
IgG ……………………………… 94
IgM ……………………………… 94
IPFCC ………………………… 146
LED光源 ……………………… 159
Mg欠乏 ………………………… 84
MRI検査室 …………………… 120
MRSA ………………………… 111
Na低下 ………………………… 82
n-CPAP ………………… 158, 159
n-DPAP ………………… 158, 159
Neo-BFHI …………………… 148
neonatal skin condition score ……………………………… 57, 58
NIAPAS ……………………… 103
NICUにおける推奨される看護実践 ……………………………… 149

NICUに入院した新生児のための母乳育児支援ガイドライン ……………………… 134, 135
NICUに入院している新生児の痛みのケアガイドライン …… 11, 102
NIPS …………………… 103, 104
NK細胞 ………………………… 93
PIカテーテル ………………… 111
PIPP …………………………… 103
PIPP-R ………………………… 103
SIDS …………………………… 156
SpO$_2$ ………………………… 157
state …………… 73, 74, 99, 100
T細胞 …………………………… 94
TCA回路 ………………… 89, 90
tcPCO$_2$ ……………………… 157
tcPO$_2$ ………………………… 157

あ

愛着形成 ……………………… 129
愛着行動 ……………………… 134
アウトブレイク ………………… 111
亜鉛欠乏 ……………………… 61
アクシデント …………………… 114
アシネトバクター ……………… 111
圧痕 …………………………… 59
アミノ酸代謝 …………… 89, 90
アラーム ……………………… 117
アルファ貼り …………………… 61
安定化サイン …………… 75, 99
アンモニア代謝 ………………… 90

い

生きる権利 ……………………… 9
移行便 ………………………… 45
痛み …………………………… 98
痛み刺激 ……………………… 99

痛みに対する緩和ケア ……… 102
痛みの指標 …………………… 98
痛みの測定ツール …………… 103
痛み評価記録 ………………… 104
胃・直腸反射 ………………… 43
溢乳 …………………………… 35
胃内の減圧 …………………… 47
胃内容物停留時間 …………… 36
胃の大きさ …………………… 35
胃の生理的内容量 …………… 35
インシデント ………………… 114

う

運動系 ………………………… 71

え

エアカーテン …………… 154, 155
栄養 …………………………… 88
腋窩温 ………………………… 32
エジンバラ産後うつ病自己評価 ……………………………… 76
エネルギー代謝 ……………… 89
エフエスパピ ………………… 102
嚥下 …………………………… 38
エンゼルメイク ……………… 144

お

横隔膜優位の呼吸 …………… 15
黄疸 …………………………… 50
音環境 …………………… 72, 73
オメガ貼り ……………………… 61
親子関係構築 ………………… 130
親になるということ …………… 124
親の思い ……………………… 129
温度 …………………………… 22
温度制御 ……………………… 154

か

外因性メラトニン	66, 67
外界からの刺激	71
概日リズム	65
開放式保育器	22, 154
加温	158
核黄疸	51
覚醒	65
獲得免疫	92, 93
加湿	158
家族のケア参加	134
褐色脂肪組織	28
カード	37
カルシトニン	82
カンガルーケア	77, 136
カンガルーケア・ガイドライン	77, 78, 136
環境温度	22
環境整備	113
環境調整	34, 73
カンジダ皮膚感染症	63
感染経路別予防策	107, 110
感染成立の連鎖	106
感染成立の輪	106, 107
感染対策	106
肝臓	48
浣腸	46

き

危険物	121
吸啜	38
吸啜バースト	39
凝固異常	87
胸部X線	24

く

空気予防策	110
空調管理	155
グリセリン液	46
グルコース	89

け

ケア参加	149
経管栄養の管理	115
経皮ガスモニター	157
経皮吸収	56
経皮酸素分圧	157
経鼻的持続気道陽圧呼吸	158
経鼻的流量呼吸補助	158
経皮二酸化炭素分圧	157
血圧測定	24
血圧の基準値	21
血圧の変化	20
血液	85
血液データ	25
結合ビリルビン	49
血清ビリルビン値	50, 52
血便	45
下痢	45, 46
嫌気的解糖系	90
検査	120
検査データ	24
原発性母乳分泌不全	41

こ

高K血症	82, 83
交換ノート	133
交換輸血	50
抗議・否認	142
抗原提示作用	92
光線療法	51, 52

光線療法器	53, 159, 160
光線療法の副作用	54
高体温	31
好中球	92
行動学的指標	99
行動系の4つのサブシステム	72
行動発達の組織化モデル	71
後乳	37
紅斑	62
高ビリルビン血症	48
高Mg血症	84
肛門刺激	46
呼気吸気変換方式経鼻的持続陽圧呼吸	158
呼吸	38
呼吸音	16
呼吸管理	160
呼吸状態	16
呼吸数上昇	17
呼吸数低下	17
呼吸調節機能	14
呼吸波形	157
心地よい刺激	69
骨吸収	83
骨形成	83
子どもの権利	9
誤薬	119
コラーゲン	56

さ

細胞外液	19, 79
細胞内液	19, 79
細網内皮系	48
サーカディアンリズム	66
鎖肛	46
サーボコントロール	154
参加する権利	9
産前訪問	128

産道感染 110

し

子宮復古 132
自己鎮静 69
自己鎮静行動 99
自己膨張式バッグ 160
脂質 36, 90
脂質代謝 91
自責の感情 141
自然免疫 92, 93
自着性弾力包帯 59
湿度制御 155
湿度設定のためのガイドライン 23
至適温度環境 27
児童の権利に関する条約 8
死化粧 144
周産期医療の連携体制 127
重篤な疾患を持つ新生児の医療をめぐる話し合いのガイドライン 11
手指衛生 109
出生後感染 111
出生前診断 127
出生前の母親 124
受動免疫 94
授乳 39, 40
循環 19
循環血漿量 20
消化管 35
常在菌の早期獲得 132
正直な内分泌機能 79
状態調整系 72
情緒 67
情緒危機 141
上部顔面表情 103
初回排便 43

初回面会 130
初回面会時の声かけ 130
初乳 37, 95
自律神経 67
自律神経系 71
シリンジポンプ 109
心エコー検査 25
心エコー所見 25
心機能 20
腎機能 82
神経学的行動 71
腎血流量 81
人工呼吸器関連肺炎 112
人工乳 36, 38, 45
深睡眠 99
新生児黄疸 50
新生児寒冷障害 29
新生児期の酵素活性 50
新生児循環 20
新生児突然死症候群 156
心電図 156
心電図の電極貼付 157
浸軟 55
心拍数測定 24

す

水分過剰 45
水分管理 25
水分欠乏 44
水分バランス 24, 25
水分必要量 21
睡眠 65
睡眠覚醒状態 73, 74, 99
睡眠覚醒リズム 65
健やか親子21 148
ストレス 98
ストレスサイン 75, 99, 100
ストレスの指標 98

せ

正期産母乳 38
正常細菌叢 112
成長日記 133
成長ホルモン 65
成乳 37
生理学的指標 98
生理的黄疸 50
生理的屈曲姿勢 75
生理的体重減少 19
生理的多血 48, 85
生理的貧血 86
赤血球 85
赤血球の基準値 86
接触予防策 110
絶望・断念 142
セラチア 111
洗浄剤 58
浅睡眠 99
先天性サイトメガロウイルス感染症 110
先天性トキソプラズマ症 110
先天性風疹症候群 110
先天梅毒 110
前乳 37

そ

騒音防止 73
騒音レベル 68
早産児の痛みのアセスメントのためのフェース・スケール 103
早産児の不良姿勢 75
早産児の母乳 37
早産徴候 125
早産母乳 38
喪失体験 141
総ビリルビン値 52

| 続発性母乳分泌不全 | 41 |
| 育つ権利 | 9 |

た

退院後の生活	148
体液分布	81
体温	27
体温計	32
体温測定	31
体温調節	34
体温プローブ	33
対外保護作用	56
胎児異常	125
胎児型ヘモグロビン	85
胎児循環	19
代謝	88
体重測定	24
対象喪失	139
胎内感染	107, 110
体内保護作用	56
胎盤呼吸	14
胎便	45
胎便栓症候群	46
胎便排泄遅延	45
多価不飽和脂肪酸	91
多職種連携	148
抱っこ	136
抱っこによる危険	121
タッチケア	76, 136
タッチング	131, 136
脱落臍帯	115
多尿	44
旅立ちのとき	144
ダブルウォール	154, 155
タール便	45
単球	92
蛋白質	37

ち

父親	125
注意/相互作用系・自己調節系	72
注射の管理	118
中心静脈カテーテル関連血流感染	111
中性温度環境	27
腸肝循環	49, 50
腸管壁	43
聴診	16
直腸温	32

つ

| 痛覚伝導路 | 99 |
| 包み込み | 100, 101 |

て

低K血症	84
低Ca血症	84
低体温	29, 30
ディベロップメンタルケア	73
デスカンファレンス	143
デバイス関連感染予防	111
テープ選び	60
電解質異常	79
点滴の管理	118
点滴漏れ	61
転落	115, 116, 120

と

糖質	36, 90
糖質代謝	89
糖新生	90
動脈血酸素飽和度	157
投与水分量	24
投与水分量の変化	22
投与水分量を左右する因子	21
突発音	72
貪食作用	92

な

内因性メラトニン	66, 67
なだめのケア	100
ナチュラルキラー細胞	93

に

尿	44
尿量	43, 44
尿量測定	44
尿量変化	21
妊婦さんの状況チェックリスト	126

ね

熱傷	116
熱を失うしくみ	28, 29
熱をつくるしくみ	27, 28
粘血便	45
粘着テープの裏打ち加工	118

の

ノイズ	68
能動免疫	94
ノンクリティカルな表面の清掃	113
ノンレム睡眠	65

は

排気	41
肺呼吸	14
ハイドロサイト®プラス	62
排尿	43
肺の面積	15
パイピングの跳ね返り	117
排便	43
肺胞の変化	15
白色便	46
母親	124
母親役割	125
針刺し	112
パルスオキシメーター	157, 158

ひ

悲哀のプロセス	139, 140, 142, 143
非アルコール性剥離剤	61
光環境	72
光環境の調整	73
光刺激	68
非観血血圧	157
非結合ビリルビン	49
非固着性シリコンガーゼ	62
ビタミンK欠乏性出血	36
ビタミンK不足	36, 87
ビタミンD	84
悲嘆	139
必要な栄養量	38
皮膚	55
皮膚炎	62
皮膚温	28
皮膚循環	27
皮膚損傷	57, 59, 63
皮膚損傷の予防	58, 60
皮膚トラブル	118
皮膚の圧迫防止	59
皮膚の清潔	58
皮膚付属器	56
皮膚への細菌のコロニー化	111
飛沫予防策	110
標準予防策	106, 108
病的黄疸	50
表皮剥離	56
ビリルビン	48
ビリルビンの産生	48, 49
ビリルビンの代謝	49
ビリルビンの排泄	49
ヒルシュスプルング病	46
貧血	87

ふ

ファシリテイティッド・タッキング	100, 101, 131
ファシリテート	147
ファミリーセンタードケア	146
不感蒸泄	19, 79, 81
副甲状腺ホルモン	82
副甲状腺ホルモン関連蛋白	82
副雑音	16
複雑な悲嘆	140, 141
腹式呼吸	15
輻射熱の喪失	29
腹部膨満	41, 46
ブジー	46
不定睡眠	65
部分清拭	58
部分洗浄	58
不良姿勢	75
プローブの固定	60, 62

へ

閉鎖・開放両用保育器	154
閉鎖式保育器	22, 154
ベッド柵	120
ヘモグロビン値	86
ヘーリング・ブロイエル反射	14
便	45
便の異常	46

ほ

保育器	120, 154
保育器の換気	156
乏尿	44
保温	34
母子医療対策事業実施要綱	8
ポジショニング	17, 75, 76
母性意識	125
補体	93
母乳	36, 45, 95
母乳育児	134
母乳育児支援ガイドライン	135
母乳栄養	36, 132
哺乳行動	38
母乳性黄疸	51
母乳成分	37
母乳に含まれる三大栄養素	36
哺乳びん	40
母乳分泌不全	41
ポリウレタンフォーム	62, 63

ま

マクロファージ	92
マタニティブルーズ	124
末梢静脈挿入式中心静脈用カテーテル	111
マニュアルコントロール	154
ママタオル・パパタオル	132
守られる権利	9

み

水・電解質	80
水・電解質バランス	79
看取りのケア	143
ミニマムハンドリング	136

む

無呼吸発作	14

め

メープルシロップ尿症	44
メラトニン	66
免疫	92
免疫グロブリン	94
免疫グロブリン血中濃度	95

も

面会時	131
沐浴	116
モニタリング	156

ゆ

遊走	92
遊走能	92
輸液管理	25
輸液ルート	26

ら

ラクトフェリン	95
落陽現象	51

り

リゾチーム	95
離脱	143
流量膨張式バッグ	160
リンパ球	94

る

ルートトラブル	119

れ

レム睡眠	65

> **JCOPY** 〈(社)出版者著作権管理機構 委託出版物〉
> 本書の無断複写は著作権法上での例外を除き禁じられています。
> 複写される場合は，そのつど事前に，下記の許諾を得てください。
> (社)出版者著作権管理機構
> TEL.03-3513-6969　FAX.03-3513-6979　e-mail：info@jcopy.or.jp

新生児のからだをやさしく理解
Let's start! NICU 看護
　　　　　　　　　　　定価（本体価格 2,700 円＋税）

2016 年 6 月 10 日　　第 1 版第 1 刷発行

編　者	野村雅子，内田美恵子
発行者	佐藤　枢
発行所	株式会社　へるす出版
	〒164-0001　東京都中野区中野 2-2-3
	電話　（03）3384-8035（販売）　　（03）3384-8155（編集）
	振替　00180-7-175971
	http://www.herusu-shuppan.co.jp
印刷所	広研印刷株式会社

©Masako NOMURA, 2016, Printed in Japan　　　　〈検印省略〉
落丁本，乱丁本はお取り替えいたします。
ISBN 978-4-89269-890-3